Art-thérapie et Traumatisme Crânien Grave

Claire Plaisant

Art-thérapie et Traumatisme Crânien Grave

Une approche phénoménologique des troubles de la conscience du patient cérébrolésé

Presses Académiques Francophones

Impressum / Mentions légales
Bibliografische Information der Deutschen Nationalbibliothek: Die Deutsche Nationalbibliothek verzeichnet diese Publikation in der Deutschen Nationalbibliografie; detaillierte bibliografische Daten sind im Internet über http://dnb.d-nb.de abrufbar.
Alle in diesem Buch genannten Marken und Produktnamen unterliegen warenzeichen-, marken- oder patentrechtlichem Schutz bzw. sind Warenzeichen oder eingetragene Warenzeichen der jeweiligen Inhaber. Die Wiedergabe von Marken, Produktnamen, Gebrauchsnamen, Handelsnamen, Warenbezeichnungen u.s.w. in diesem Werk berechtigt auch ohne besondere Kennzeichnung nicht zu der Annahme, dass solche Namen im Sinne der Warenzeichen- und Markenschutzgesetzgebung als frei zu betrachten wären und daher von jedermann benutzt werden dürften.

Information bibliographique publiée par la Deutsche Nationalbibliothek: La Deutsche Nationalbibliothek inscrit cette publication à la Deutsche Nationalbibliografie; des données bibliographiques détaillées sont disponibles sur internet à l'adresse http://dnb.d-nb.de.
Toutes marques et noms de produits mentionnés dans ce livre demeurent sous la protection des marques, des marques déposées et des brevets, et sont des marques ou des marques déposées de leurs détenteurs respectifs. L'utilisation des marques, noms de produits, noms communs, noms commerciaux, descriptions de produits, etc, même sans qu'ils soient mentionnés de façon particulière dans ce livre ne signifie en aucune façon que ces noms peuvent être utilisés sans restriction à l'égard de la législation pour la protection des marques et des marques déposées et pourraient donc être utilisés par quiconque.

Coverbild / Photo de couverture: www.ingimage.com

Verlag / Editeur:
Presses Académiques Francophones
ist ein Imprint der / est une marque déposée de
OmniScriptum GmbH & Co. KG
Heinrich-Böcking-Str. 6-8, 66121 Saarbrücken, Deutschland / Allemagne
Email: info@presses-academiques.com

Herstellung: siehe letzte Seite /
Impression: voir la dernière page
ISBN: 978-3-8381-7359-7

Claire PLAISANT

Art-thérapie et Traumatisme Crânien Grave

Claire PLAISANT

Art-thérapie et Traumatisme Crânien Grave

Une approche phénoménologique des troubles de la conscience du patient cérébrolésé

Presses Académiques Francophones

Impressum / Mentions légales
Bibliografische Information der Deutschen Nationalbibliothek: Die Deutsche Nationalbibliothek verzeichnet diese Publikation in der Deutschen Nationalbibliografie; detaillierte bibliografische Daten sind im Internet über http://dnb.d-nb.de abrufbar.
Alle in diesem Buch genannten Marken und Produktnamen unterliegen warenzeichen-, marken- oder patentrechtlichem Schutz bzw. sind Warenzeichen oder eingetragene Warenzeichen der jeweiligen Inhaber. Die Wiedergabe von Marken, Produktnamen, Gebrauchsnamen, Handelsnamen, Warenbezeichnungen u.s.w. in diesem Werk berechtigt auch ohne besondere Kennzeichnung nicht zu der Annahme, dass solche Namen im Sinne der Warenzeichen- und Markenschutzgesetzgebung als frei zu betrachten wären und daher von jedermann benutzt werden dürften.

Information bibliographique publiée par la Deutsche Nationalbibliothek: La Deutsche Nationalbibliothek inscrit cette publication à la Deutsche Nationalbibliografie; des données bibliographiques détaillées sont disponibles sur internet à l'adresse http://dnb.d-nb.de.
Toutes marques et noms de produits mentionnés dans ce livre demeurent sous la protection des marques, des marques déposées et des brevets, et sont des marques ou des marques déposées de leurs détenteurs respectifs. L'utilisation des marques, noms de produits, noms communs, noms commerciaux, descriptions de produits, etc, même sans qu'ils soient mentionnés de façon particulière dans ce livre ne signifie en aucune façon que ces noms peuvent être utilisés sans restriction à l'égard de la législation pour la protection des marques et des marques déposées et pourraient donc être utilisés par quiconque.

Coverbild / Photo de couverture: www.ingimage.com

Verlag / Editeur:
Presses Académiques Francophones
ist ein Imprint der / est une marque déposée de
OmniScriptum GmbH & Co. KG
Heinrich-Böcking-Str. 6-8, 66121 Saarbrücken, Deutschland / Allemagne
Email: info@presses-academiques.com

Herstellung: siehe letzte Seite /
Impression: voir la dernière page
ISBN: 978-3-8381-7359-7

Université F. Rabelais de Tours – UFR de Médecine
AFRATAPEM

UNE EXPERIENCE D'ART-THERAPIE
A DOMINANTE MUSICALE
AUPRES DE TRAUMATISES CRANIENS GRAVES

Mémoire présenté pour l'obtention du Diplôme Universitaire d'Art-thérapie
Soutenu en Avril 2003

Par Claire PLAISANT

AFRATAPEM
Association Française de Recherches
& Applications des Techniques
Artistiques en Pédagogie et Médecine

Sous la direction de
Docteur Gérard CLAMADIEU
Mme Carine ALMERAS-PILLARD, art-thérapeute,
diplômée de l'UFR de Médecine de Tours

Lieu de Stage :
Centre Hospitalier de Blois
(41)

2

---

[1] Voir définition à la note n° 49 page 56.

REMERCIEMENTS

Je remercie les personnes qui m'ont aidée pour la réalisation de cet ouvrage et qui ont partagé leurs connaissances et leurs expériences, Gérard Clamadieu, Médecin, Carine Pillard-Almeras, Art-thérapeute.

Tous mes remerciements également au Docteur Emmanuel Fourmond, au Docteur Abdel Razik, à la cadre-infirmier Marie-Joseph Mariscal, au directeur de la qualité Jeanine Lallemand et au service du 9ème MPR ainsi qu'à l'équipe de kinésithérapeutes, ergothérapeutes et orthophonistes du Centre hospitalier de Blois pour leur confiance, leur soutien et leur collaboration, et à tous les patients pris en charge ainsi qu'à leur famille.

GLOSSAIRE

Le glossaire comprend des abréviations et des définitions. Elles sont ci-après, classées par ordre alphabétique et sont indiquées dans le texte au moyen du signe : *

- **AFFERENT, ENTE** : *Dictionnaire des termes de médecine- Le Garnier Delamare*. Qui s'approche de ; centripète ; qui amène un fluide ou un influx nerveux vers un organe.
- **ANOSOGNOSIE** : *Dictionnaire des termes de médecine- Le Garnier Delamare*. (Babinsky) (gr. *a*- priv. ; *nosos*, maladie ; *gnôsis*, connaissance). Méconnaissance, par un malade, de son affection, cependant évidente, telle une hémiplégie.
- **APHASIE DE WERNICKE** : *Le Garnier Delamare : Syn.* Aphasie de conductibilité. Variété d'aphasie caractérisée essentiellement par des troubles sensoriels ou de compréhension du langage (surdité et cécité verbales) entraînant secondairement des troubles de la parole : le malade parle, mais mal (paraphrasie, jargonaphasie). Elle est souvent associée à de gros troubles intellectuels et à une hémianopsie. Elle est due à une lésion de la région temporo-pariétale gauche.
- **ASTROCYTES** : *Dictionnaire des termes de médecine- Le Garnier Delamare*. (gr. *Astêr*, étoile ; *kutos*, cellule). Cellule de la macroglie comportant de nombreux prolongements cytoplasmiques qui lui donnent une forme étoilée. Les astrocytes de type I forment une barrière entre le système nerveux central et son environnement. Les astrocytes de type II pourraient intervenir dans la transmission de l'influx nerveux.
- **AXONE** : prolongement cylindrique du neurone à l'extrémité duquel se situent les synapses (lieu de connexion de deux neurones).
- **BIOMECANIQUE** : *Dictionnaire Le nouveau petit Robert*. Discipline qui étudie les structures et les fonctions physiologiques des organismes en relation avec les lois de la mécanique.
- **BITONALE** : *Dictionnaire des termes de médecine- Le Garnier Delamare*. Syn. *diplophonie* : Trouble de la phonation caractérisé par la formation simultanée de deux sons dans le larynx.
- **COLLAGENE** : *Dictionnaire des termes de médecine- Le Garnier Delamare*. (gr. *Kolla*, colle ; *génnan*, engendrer). Une des scléroprotéines du tissu conjonctif. Elle se présente sous forme de *fibres* et se transforme en gélatine par émulsion.
- **COMPLIANCE** : rapport d'un réservoir élastique et de la pression du fluide qu'il contient. Ses variations permettent d'apprécier les possibilités de distension, la souplesse de ce réservoir. Dans le cadre de la pression intracrânienne, la compliance augmente régulièrement avec l'âge : élevée chez les sujets âgés car il existe une dilatation importante des espaces liquidiens et les larges plages hémorragiques peuvent se développer sans entraîner de désordres cliniques majeurs. Chez l'adolescent, à l'inverse, une augmentation même limitée du volume sanguin cérébral peut entraîner une hypertension rapidement menaçante.
- **CONTUSION** : *Dictionnaire des termes de médecine- Le Garnier Delamare* (lat. *contusio*). Lésion produite par la pression ou le choc d'un corps mousse avec ou sans déchirure des téguments (tissu de recouvrement, peau).
- **CORPS CALLEUX** : *Dictionnaire des termes de médecine- Le Garnier Delamare*. (lat. *callosus,* calleux). Importante commissure transversale unissant les deux hémisphères cérébraux. Elle est située au fond de la scissure interhémisphérique, au-dessus des ventricules latéraux et comporte une extrémité antérieure incurvée ou genou, un tronc et une extrémité postérieure renflée, le splénium ou bourrelet.
- **DENI** : *Dictionnaire Le nouveau petit Robert*. Dans le sens 3 : déni (de la réalité) : refus de reconnaître une réalité dont la perception est traumatisante pour le sujet.
- **DEPOLARISATION** : *Dictionnaire des termes de médecine- Le Garnier Delamare*. Pertes de charges électriques positives. La dépolarisation de la surface de la fibre musculaire est la conséquence de son activation.

- **DYSPHONIE** : *Dictionnaire des termes de médecine- Le Garnier Delamare*. (gr. *dus*, difficulté ; *phônê*, voix). Difficulté de la phonation, quelle que soit son origine : centrale *(dysarthrie)* ou périphérique *(dyslalie)*.
- **EPILEPSIE** : *Dictionnaire des termes de médecine- Le Garnier Delamare*. (gr. *Epilambanein*, saisir). Affection chronique caractérisée par la répétition de paroxysmes dus à des « décharges épileptiques », c'est-à-dire à l'activation subite, simultanée et anormalement intense d'un grand nombre de neurones cérébraux. Ces paroxysmes se traduisent cliniquement par des *crises épileptiques* : celles-ci, toujours soudaines, ont des aspects cliniques variables allant des crises généralisées aux crises partielles et aux absences. Elles s'accompagnent de manifestations électroencéphalographiques à début et à fin brusques ; leur répartition, à la surface du crâne, est plus ou moins diffuse selon le type de crise.
- **GRANULOME** : *Dictionnaire des termes de médecine- Le Garnier Delamare*. Nom donné à des tumeurs de nature inflammatoire, formées de tissu conjonctif très vasculaire et infiltrées de cellules polymorphes : histiocytes, leucocytes, plasmocytes etc.
- **HEMATOME SOUS-DURAL** : *Dictionnaire des termes de médecine- Le Garnier Delamare*. Hémorragie d'origine traumatique, diffuse ou circonscrite, siégeant entre la dure-mère et l'écorce cérébrale.
- **HYPERTENSION INTRACRANIENNE** : chez l'Homme adulte, la cavité crânio-rachidienne a un volume constant (parenchyme cérébral : ~1 500 ml ; liquide céphalo-rachidien : ~140 ml et sang : quelques ml) Cette cavité est ainsi pleine à capacité et est inextensible. Comme les hématomes et l'œdème cérébral agissent par leur masse, la physiopathologie particulière de ces lésions tient au conflit d'espace né du développement d'un volume nouveau à l'intérieur de la cavité crânienne.
- **HYPOXIE** : *Dictionnaire des termes de médecine- Le Garnier Delamare*. Faible diminution de la quantité d'oxygène distribuée aux *tissus* par le sang dans l'unité de temps.
- **INCIDENCE** : *Dictionnaire des termes de médecine- Le Garnier Delamare*. En épidémiologie : Terme remplaçant celui de « *fréquence des cas nouveaux* » (Organisation Mondiale de la Santé, 1966). « Nombre de cas de maladies qui ont commencé ou de personnes qui sont tombées malades pendant une période donnée, dans une population ». L'incidence s'exprime généralement en proportions par rapport au nombre d'individus.
- **INFECTIONS NOSOCOMIALES** : infections liées aux germes rencontrés dans l'hôpital.
- **INTUBATION** : *Dictionnaire des termes de médecine- Le Garnier Delamare*. Introduction d'un tube dans un conduit naturel. – En anesthésie générale, mise en place, à la phase de début et après induction, d'une sonde endotrachéale (gr. *endon*, dedans ; *trakhêlos*, cou) destinée à assurer la liberté des voies aériennes.
- **ISCHEMIE** : du grec *iskhein*, arrêter et *haïma*, sang. L'ischémie cérébrale se rencontre au niveau tissulaire ou au niveau moléculaire et apparaît comme le mécanisme premier des altérations cellulaires.
- **LOGORRHEE** : *Dictionnaire des termes de médecine- Le Garnier Delamare*. (gr. *logos*, discours ; *rhein*, couler). Flux de paroles ; besoin irrésistible de parler qu'éprouvent parfois certains maniaques.
- **M.P.R.** : Médecine Physique et de Réadaptation ; service concernant surtout la rééducation fonctionnelle.
- **MACROGLIE** : *Dictionnaire des termes de médecine- Le Garnier Delamare*. (gr. *makros*, grand ; *glios*, glue). Partie de la névroglie d'origine ectodermique comprenant les astrocytes et les oligodendrocytes.

- **MEMBRANE** : *Dictionnaire des termes de médecine- Le Garnier Delamare*. Enveloppe entourant les différents constituants cellulaires. Elle est constituée d'une double couche de *phospholipides* où sont insérées des protéines membranaires dont certaines sont des protéines de *transport* ; d'autres sont des récepteurs de signaux extra-cellulaires. La membrane cellulaire possède une polarité électrique (au repos : négative au-dedans, positive au-dehors).
- **NEUROSEDATION** : *Dictionnaire des termes de médecine- Le Garnier Delamare*. De sédation : apaisement, par extension, apaisement de la douleur. Apaisement des douleurs neurologiques.
- **NEUROTRANSMETTEURS** : *Dictionnaire des termes de médecine- Le Garnier Delamare*. Syn. *Médiateur chimique, neuromédiateur*. Substance libérée, sous l'influence de l'excitation, par les terminaisons nerveuses. Les médiateurs transmettent l'excitation (l'information), au niveau de la synapse, d'un neurone à l'autre dans le cerveau, des nerfs aux muscles et aux différents organes. Ces messagers chimiques des cellules nerveuses sont nombreux : leurs effets et leurs lieux de production sont différents.
- **NEVROGLIE** : *Dictionnaire des termes de médecine- Le Garnier Delamare*. (gr. *neuron*, nerf ; *gloïos*, glu). Tissu de soutien du système nerveux central. Elle comprend la macroglie, la microglie et les cellules épendymaires.
- **OSTEO-DURAL** : *osteo,* os ; *dural,* qui se rapporte à la dure-mère (partie des méninges).
- **PARENCHYME** :*Dictionnaire des termes de médecine- Le Garnier Delamare* (gr. *Para,* à côté ; *enkhein,* répandre). Tissu noble, fonctionnel, spécifique d'un organe ; par opposition au tissu conjonctif de soutien des cellules d'un organe : *stroma*.
- **PERFUSION** : entendu ici comme l'ensemble de la dynamique vasculaire qui assure une bonne oxygénation des cellules et des tissus (perfusion cérébrale).
- **PHYSIOPATHOLOGIE** : *Dictionnaire Le nouveau petit Robert*. Physiologie pathologique, étude des troubles qui surviennent dans le fonctionnement des organes au cours d'une maladie.
- **PREVALENCE** : *Dictionnaire des termes de médecine- Le Garnier Delamare*. (Terme remplaçant celui de *fréquence globale* : Organisation Mondiale de la Santé, 1966). En épidémiologie : « Nombre de cas de maladies ou de malades, ou de tout autre événement tel qu'un accident, dans une population donnée, sans distinction entre les cas nouveaux et les cas anciens ». Elle peut être exprimée en chiffre absolu ou, plus souvent, en proportion par rapport au nombre d'individus. La proportion est toujours précisée dans le temps .
- **SCANNER** : il s'agit d'une méthode d'imagerie datant de 1980 ; on parle également de *typologie des images tomodensitométriques (TDM)* ; selon qu'on utilise le système *Lobato* ou *Marshall*, il y a soit une utilisation des images lésionnelles fournies les plus immédiates avec une opposition hématomes/contusions, contusion unique/contusions étendues ou multiples, soit des données morphologiques corrélées aux phénomènes dynamiques de l'hypertension intracrânienne avec une opposition : atteintes diffuses/lésions focales.
- **SCORE DE GLASGOW** : il est établi à partir de l'échelle de GLASGOW, décrite en 1974 par Teasdale et Jennet ; elle consiste en l'examen de 3 types de réponses cliniques à des stimuli conventionnels : ouverture des yeux (4 niveaux), réponse verbale (5 niveaux), réponses motrices (6 niveaux). Les trois notes totalisées définissent le score de Glasgow (GCS), 3 correspondant à l'absence de toute réponse, 15 aux réponses adaptées d'un sujet conscient. Le coma, situation durable de « non-éveil », « non-réponse », yeux clos, correspond à un score inférieur ou égal à 8.

- **SNC** : *Dictionnaire des termes de médecine- Le Garnier Delamare*. abréviation de Système Nerveux Central. Ensemble constitué par l'encéphale et la moelle épinière. *Biologie pour psychologues ; Jean Joly, Daniel Boujard*. Le SNC ou névraxe comprend l'encéphale, situé dans la boîte crânienne et la moelle épinière, qui est logée dans le canal vertébral. Le SNC est constitué de la substance grise et de la substance blanche.

- **SNP** : Abréviation de Système Nerveux Périphérique : Ensemble constitué par les nerfs, en dehors de la substance grise de l'encéphale et de la moelle épinière. *Biologie pour psychologues ; Jean Joly, Daniel Boujard*. Ensemble des nerfs qui se détache du système nerveux central et se ramifie dans une région précise de l'organisme.

- **SOUFFRANCES** : nous entendons par là les différentes catégories de la souffrance ; il s'agit d'exprimer les souffrances d'origine physique ou psychique.

- **SPASTICITE** : *Dictionnaire des termes de médecine- Le Garnier Delamare*. Syn. *spasmodicité*. Disposition plus ou moins marquée à se contracturer.

- **SUBSTANCE BLANCHE** : *Biologie pour psychologues ; Jean Joly, Daniel Boujard*. Ce sont des faisceaux formés de très nombreux axones qui constituent la substance blanche, dont l'aspect nacré est du à la myéline qui les entoure. Ils unissent entre elles les différentes parties du SNC. Lorsqu'ils font communiquer deux régions symétriques par rapport au plan sagittal, ils forment une commissure blanche. La plus importante est le corps calleux qui unit les deux hémisphères cérébraux.

- **SUBSTANCE GRISE** : *Biologie pour psychologues ; Jean Joly, Daniel Boujard*. La substance grise correspond, pour l'essentiel, aux péricaryons et aux dendrites des neurones. Rassemblées par milliers en amas plus ou moins volumineux, ces structures forment des noyaux gris aux contours bien délimités, ou des systèmes diffus dont les limites sont moins perceptibles. La substance grise peut aussi se répartir en couches minces et superficielles dans des sortes d'«écorces», les cortex (cérébral et cérébelleux).

- **SYNDROME CEREBELLEUX** : *Dictionnaire des termes de médecine- Le Garnier Delamare*. Ensemble des troubles nerveux déterminés par les lésions du cervelet et traduisant le défaut de coordination des mouvements : troubles de la statique et de la marche (vertiges, démarche ébrieuse…), parole scandée, troubles du tonus musculaire…

- **SYNDROME PYRAMIDAL** : *Dictionnaire des termes de médecine- Le Garnier Delamare*. Ensemble des signes traduisant l'altération du faisceau pyramidal : paralysie à type de mono- ou d'hémiplégie, d'abord flasque, puis avec contracture, prédominant sur les groupes musculaires les plus dépendants de la motilité volontaire ; diminution des réflexes cutanés ; diminution, puis exagération des réflexes tendineux ; inversion du réflexe cutané plantaire ; souvent réflexe d'automatisme.

- **VENTILATION** : *Dictionnaire des termes de médecine- Le Garnier Delamare*. Dans le sens de « *respiration artificielle* » : Ensemble de manœuvres (essentiellement insufflation par la méthode du bouche-à-bouche ou au moyen d'appareils, ayant supplanté les mouvements communiqués à la cage thoracique et les tractions de la langue), pratiquées soit chez les nouveau-nés en état de mort apparente, soit en cas de syncope ou d'asphyxie, dans le but de faire pénétrer l'air dans les voies trachéo-bronchiques et de rétablir le jeu normal de la respiration.

- **VICARIANT** : *Dictionnaire des termes de médecine- Le Garnier Delamare*. (lat. *vicarius*, remplaçant). Suppléant. – Se dit d'un organe ou d'une fonction qui pallie la déficience d'un autre organe ou d'une autre fonction.

INTRODUCTION

Du début de la formation universitaire, à la clôture de ce mémoire, bien des chemins furent empruntés, dont les visées divergeaient souvent.

Le stage pratique, effectué au Centre Hospitalier de Blois, a nourri mon exploration et confirmé mon attirance préalable concernant ce qui traite du langage, de la cognition, des comportements, de la plasticité cérébrale...

Il a fallu, au sein d'un service accueillant une quantité conséquente de pathologies bien distinctes, cibler les intérêts et distinguer un sujet d'étude accessible et engageant. Il m'a paru assez spontanément que, de toutes les formes pathologiques observables, l'une était particulièrement propice à faire l'objet d'une étude de cas en art-thérapie, soit, le traumatisme crânien grave.

Les patients cérébro-lésés semblaient poser de telles difficultés du fait des troubles neuropsychologiques, qu'un sentiment de découragement ou d'épuisement pesait sur le personnel hospitalier et les familles. Il a suffi de la sollicitation et de la confiance de quelques soignants à la recherche de nouveaux procédés thérapeutiques, pour que mes prises en charge s'engagent naturellement dans cette voie.

Les personnes traumatisées crâniennes graves parviennent à l'hôpital, après un long parcours en service de réanimation, au cours duquel elles ont perdu tout contact avec l'entourage affectif (amis, petits amis, certains membres de la famille...) et avec leur milieu socio-professionnel d'origine. Cette épreuve brutale s'accompagne d'une perte d'identité, le corps est vécu comme morcelé. Les traumatisés crâniens graves ne sont plus reconnaissables, ni par leurs proches, ni par eux-mêmes.

Des questions concernant la mort, la pensée et l'existence, se posent alors aux familles, mais également aux soignants qui les accompagnent.

En s'introduisant dans l'équipe de soin, l'art-thérapeute vise à ce que le patient reprenne des repères, recouvre une connaissance de soi et de ses limites, se resocialise et reconstruise une histoire.

Les troubles neuro-physio-psychologiques profonds et la lenteur de la récupération sont autant de facteurs responsables de l'affaiblissement de la protection, du soutien et de la collaboration de l'entourage auprès du patient. C'est au travers de l'activation du phénomène artistique, de son contrôle et de son analyse, que l'art-thérapeute va aider à la poursuite du chemin.

L'art-thérapie n'est pas une fonction répandue en milieu hospitalier, et l'implantation de la pratique et de son faire-valoir ont nécessité du temps et des moyens d'adaptation. Pourtant, les troubles de l'expression, de la communication et de la relation concernent suffisamment les acteurs hospitaliers pour que l'activité en art-thérapie parvienne à s'instituer.

La première partie du mémoire s'efforce, dans un premier temps, de donner un tableau synthétique du traumatisé crânien grave, de la fin du coma jusqu'à l'accès dans un centre spécialisé. Nous avons fondé la pratique sur une connaissance approfondie de la pathologie concernée. L'engagement à long terme, auprès de traumatisés crâniens graves, ne peut s'effectuer qu'à partir d'une bonne qualité de discernement, entre ce qui procède de la pathologie et ce qui émane de la personnalité du sujet.

Dans un deuxième temps, nous expliquons l'évolution du concept d'art ; nous décrivons la musique puis la liste et la fonction des instruments de musique utilisés lors de la prise en charge et plus particulièrement les instruments à percussion et le chant.

Enfin, nous achevons cette section par l'explication de la fonction de l'art-thérapeute, ainsi que par la présentation des objectifs, des outils, et des méthodes qu'il utilise. Le développement se réalise à la lumière du modèle de l'AFRATAPEM, enseigné à la faculté de médecine de Tours.

La deuxième fraction du mémoire s'articule autour de deux axes : d'une part, la présentation de l'institution qui accueille l'expérience : le stage pratique s'est effectué au centre hospitalier de Blois, dans le service de Médecine Physique et de Réadaptation (rééducation fonctionnelle). D'autre part, une étude de cas menée au sein du service, au moyen d'un protocole que nous avons adapté aux conditions de prise en charge. A partir de cette étude de cas, nous avons extrait une analyse, étayée sur l'observation, les grilles d'évaluation et les bilans.

En conséquence, s'ensuit un examen critique de la pratique dans la troisième partie de l'ouvrage. Il s'est agi, en premier lieu, d'examiner mes choix, mes objectifs et les difficultés rencontrées pendant le stage ; la fin s'attache à interroger des actions thérapeutiques différentes de la mienne, et de les comparer. Les travaux comparatifs choisis traitent d'actions soit art-thérapeutiques et musicothérapeutiques (travaux proposés par Annie Boyer-Labrouche) soit psychothérapeutiques et basées sur une réflexion phénoméniste (le docteur C.L. Meyer et le psychologue F. Eckert) ; tous établissent leurs démarches à partir de la question du soin auprès de traumatisés crâniens graves.

Ce mémoire s'attache donc à la confirmation d'un savoir et d'un métier, tout en proposant une démarche personnelle, basée sur les concepts philosophiques relatifs à la notion d'existence.

PREMIERE PARTIE

LA PRATIQUE DE L'ART-THERAPIE A DOMINANTE MUSICALE EST UN MOYEN PRIVILEGIE D'EXPRESSION QUI PERMET D'AMELIORER LA COMMUNICATION ET D'ACCROITRE LA CONSCIENCE D'EXISTER CHEZ LES PERSONNES TRAUMATISEES CRANIENNES GRAVES.

I.   LES TRAUMATISMES CRANIENS GRAVES ENTRAINENT UNE NATURE ET DES NIVEAUX DIFFERENTS DE SOUFFRANCES* :

1- L'étude du traumatisme crânien grave exige une lecture épidémiologique :

Le traumatisme crânien grave est la première cause de décès des adultes de moins de 40 ans. L'étude épidémiologique révèle des causes, des caractéristiques sociologiques et un environnement similaires dans la majorité des cas : chez 40 % des jeunes traumatisés crâniens graves, des perturbations du déroulement de la scolarité sont signalées au moment de l'accident, ainsi que des difficultés sur le plan familial et/ou social et/ou professionnel. Ce constat permet des stratégies de prévention plus efficaces mais également une meilleure prise en charge du patient, depuis le ramassage[2] sur le lieu de l'accident jusqu'à la réinsertion en centre spécialisé.

Le nombre important de traumatisés crâniens graves ayant entre 15 et 25 ans s'explique par des comportements à risques particuliers en voiture: risques plus fréquents chez les jeunes, moins bien perçus et acceptés à des niveaux de danger plus importants. Les prises de risque des jeunes en voiture ont des fonctions de défense et d'agression en même temps, elles permettent l'expression de l'autonomie et correspondent à un besoin de prestige, de flirt avec les limites et à des tentations ordaliques.

1.1 La définition du traumatisme crânien grave repose sur deux critères principaux:

Le traumatisme crânien est défini par **une ou plusieurs lésions cérébrales** dues à un traumatisme avec ou sans choc direct. Le **premier signe de gravité est la perte de connaissance**, quelle que soit sa durée. Si cette perte de connaissance persiste et que s'installe un **coma**, on parle de **traumatisme grave**
Le traumatisme crânien grave est caractérisé par
- un coma,
- un score de *Glasgow**[3] < 8 et/ou des lésions objectives au scanner* (pouvant être faussées par la généralisation de la sédation en réanimation).[4]

---

[2] Ramassage : « ramassage des blessés », « lieu de ramassage » : terme utilisé par les équipes hospitalières, les services de police, les pompiers…pour désigner les différentes interventions de secours effectuées auprès du ou des blessé(s) sur le lieu de l'accident (sur la route, s'agissant des accident de la voie publique).

[3] Pour plus de précisions, se reporter aux échelles de Glasgow en Annexe 1, p.112.

[4] DESBORDES Marie-Agnès et AZOUVI Philippe, sous la direction de Philippe DENORMANDIE et de Dominique DE WILDE : *Mieux connaître les besoins de la personne handicapée*; Editions Lamarre, France – 2001, p. 115.

1.2 L'analyse des principales étiologies permet d'appréhender les conditions d'accueil des patients :

Principales causes :

- **Accidents de la voie publique** (A.V.P.) dans 60 % des cas (auto, moto, piéton, cycliste) avec une population à risque entre 15 et 25 ans.
- Chutes : 25 % des cas ; population à risque : les enfants et les personnes âgées.
- Accidents de sport, agressions, plaies par balle : 15 % des cas. Les armes à feu sont depuis 1990 la première cause de décès des traumatisés crâniens aux Etats-Unis.

1.3 Les caractéristiques sociologiques des blessés révèlent des tendances socio-professionnelles particulières:

- 17 % des blessés sont chômeurs (contre 12 % de chômeurs dans la population à la même date).
- 38 % sont en CAP (contre 34 % en lycée et 11 % en Université).

Il y a donc une **sur-représentation et une surmortalité des 15 – 25 ans**. Le traumatisé grave typique est ainsi présenté :

« Garçon de 20 ans accidenté une nuit de samedi à dimanche, au petit matin, au sortir d'une discothèque, 6 personnes dans la voiture, le conducteur s'endort sans doute, plus que fatigué, il a un peu bu, a fumé quelques joints. » [5]

Nous constatons donc que les basses catégories socio-professionnelles sont sur-représentées, ce qui va directement influer sur les prises en charge en art-thérapie, concernant le choix des outils, les modalités et les relations avec la famille du patient.

---

[5] COHADON F., CASTEL J-P, RICHER E., MAZAUX J-M, LOISEAU H. *Les Traumatisés Crâniens, de l'accident à la réinsertion* , Editions Arnette, France – 2002, p. 9.

1.4 La prévalence* des séquelles décrit une variété de troubles:

On recense des incapacités résiduelles chez 70% des traumatisés crâniens graves, liées à des **séquelles cognitives et/ou des troubles du comportement**. Les incapacités sont extrêmement variées, supposant des projets thérapeutiques et humanitaires très différents ; cela nécessite une connaissance approfondie des traumatismes liés au corps, mais également une attention toute particulière à la **personne**, son **environnement** et à son **entourage familial, social, professionnel**. L'établissement d'un projet thérapeutique pour une personne traumatisée crânienne grave exige le recueil approfondi de l'anamnèse du patient ainsi qu'une constante prise en compte de son projet de vie futur.

2- Les lésions des traumatisés crâniens graves peuvent être multiples :

2.1 Physiopathologie* et biomécanique* des traumatisés crâniens graves:

a) Les lésions immédiates sont de deux types :

Dans le plus grand nombre de cas et plus particulièrement dans les accidents de la voie publique, deux mécanismes en jeu sont associés :

- **Les effets de contact** : on les observe lorsque la tête heurte ou est heurtée par un objet. Les lésions sont locales, sous le point d'impact ou résultent d'irradiation à distance et peuvent être plus ou moins profondes. Plus la vélocité de l'agent traumatique est grande et plus la surface d'impact est petite, plus le traumatisme est pénétrant. La résistance du crâne aux déformations est très variable d'un blessé à l'autre : un crâne fin présentera des fractures importantes sans conséquences parenchymateuses*, l'essentiel de l'énergie traumatique ayant été absorbée par l'os ; un crâne épais résistera, l'énergie traumatique se dissipant alors au niveau du parenchyme au prix de lésions cérébrales beaucoup plus sévères.
- **Les effets d'inertie** : ils sont produits lorsque la situation traumatique produit ou comporte une accélération et/ou une décélération de la tête. Les lésions sont diffuses et/ou multifocales.

Les effets de contact et d'inertie s'ajoutent souvent, mais ces derniers peuvent être isolés lorsque la tête est violemment mise en mouvement sans impact direct (par exemple, le mouvement de « coup de fouet » de la tête lorsque le véhicule est tamponné par derrière).

On constate deux types de lésions par accélération :

> **Les lésions de contusions*** et les déchirures veineuses qui sont
> liées aux variations de pression et aux tensions, générées par le
> décalage temporel entre le mouvement de la tête et le
> mouvement de l'encéphale.
> A l'opposé du point d'impact, des pressions négatives
> symétriques se développent et génèrent des «contusions de
> contrecoup ». Les déchirures veineuses dues aux mouvements
> relatifs de l'encéphale, par rapport à l'enveloppe ostéo-durale*,
> sont responsables d'hématomes sous-duraux* aigus.

> **Les lésions axonales** diffuses qui sont liées à des contraintes
> subies à l'intérieur de la substance blanche* elle-même.
> Il y a un rapport direct entre la grandeur des forces en jeu,
> l'importance et la diffusion de ces atteintes axonales et les effets
> cliniques produits. Ces lésions entraînent des troubles de la
> conscience, entre la perte de connaissance brève et l'état
> végétatif permanent.

b) On observe ensuite une évolution secondaire des lésions:

▪ L'évolution autonome des lésions primaires d'une part:

> **Les hématomes** : ils entraînent progressivement une
> augmentation de la pression intra-crânienne* qui tend à
> s'opposer à la poursuite du saignement. La tolérance des
> hématomes est très variable mais les premiers signes
> cliniques apparaissent lorsque le volume de la lésion atteint 5
> ou 6 % du volume total.

> **L'œdème cérébral** : il s'agit d'une augmentation de la teneur
> en eau du parenchyme.

> **Le gonflement parenchymateux** : celui-ci est plutôt associé
> à des lésions axonales diffuses, souvent chez de grands
> enfants ou adolescents, après des traumatismes sans gravité
> immédiate apparente mais dont l'évolution souvent maligne
> décèle des tableaux d'hypertension intracrânienne sévère.

➤ **L'hypertension intracrânienne*** : les précédentes lésions engendrent des troubles qui sont le résultat d'effets mécaniques locaux : compression, distorsion des éléments fonctionnels ou globaux. La courbe de l'évolution de la pression intracrânienne quand le volume augmente est exponentielle :

- la phase de **compensation** où le volume peut augmenter sans variation importante de la pression intracrânienne,

- la phase de **décompensation** à partir de laquelle la moindre augmentation du volume entraîne une forte augmentation de la pression. Il y a une grande différence d'un sujet à l'autre dans cette courbe de Pression/Volume, en fonction de la compliance*.

➤ **Les déplacements, engagements et compressions** : après la lésion, la masse qui s'étend déplace d'abord les structures de voisinage, puis de proche en proche les structures éloignées.

- Les agressions nouvelles d'autre part :

➤ **Les désordres systémiques**, c'est-à-dire qui touchent électivement tous les éléments d'un même système ou tissu, peuvent être neurogènes (d'origine nerveuse), circulatoires, respiratoires, hydro-électrolytiques, infectieux, d'hypotension, d'anémie ou d'hypercardie chez les traumatisés crâniens graves. Ces troubles surviennent surtout lors du transport des patients avant admission et à l'intérieur de l'hôpital. Leur incidence reste élevée, même au sein des meilleurs services hospitaliers et malgré une très grande attention du personnel soignant. Ce constat explique la prudence avec laquelle il faut manipuler ces blessés.

➤ **Les problèmes respiratoires** sont présents chez plus de la moitié des traumatisés crâniens graves au moment de l'admission, avec des états d'hypoxie*. Ils sont la conséquence, au départ, de troubles thoraciques et de l'encombrement des voies aériennes supérieures, lié à l'état comateux. L'association de l'intubation*, de la neurosédation* et de la ventilation* que l'on applique au patient presque systématiquement, permet le contrôle de ces problèmes, auxquels il faut cependant ajouter les troubles respiratoires liés aux infections nosocomiales* qui menacent 59 % des patients hospitalisés en soins intensifs.

➢ **Les problèmes circulatoires** : les blessés subissent également une diminution du volume sanguin total circulant (appelé choc hypovolémique), ainsi que des anomalies cardiaques, de l'électrocardiogramme (ECG), et des troubles graves de la fréquence, du rythme et de la conduction cardiaque.

➢ **L'ischémie* cérébrale** est une menace plus particulièrement au cours des 6 premières heures.

Au regard de ces différents troubles consécutifs aux lésions, on comprend mieux que la prise en charge thérapeutique des traumatisés crâniens graves nécessite une surveillance permanente et des précautions très particulières, déterminantes pour la période suivante de la réparation, ces désordres ne durant que quelques jours.

- La fin des lésions : les tissus détruits peuvent alors se réparer avec un phénomène de résorption des hématomes et des débris cellulaires.

  ➢ Les astrocytes*, à la limite des lésions, ont mieux survécu aux contraintes métaboliques que les neurones. Ces cellules de la macroglie* se divisent alors et participent au nettoyage des lésions jusqu'à la cicatrisation (cicatrisation gliotique). Lorsque la cicatrice se prolonge à l'intérieur de la substance grise* proche des lésions, elle déclenchera plus tard des phénomènes d'épilepsie* post-traumatique.

c) A la phase aiguë, les blessés souffrent d'une « suspension de la fonction[6] » :

Il s'agit de la perte de connaissance initiale dont la profondeur et la durée sont très variables. Les mécanismes responsables sont :
- Une dépolarisation* au niveau des molécules de la membrane des neurones, avec une libération plus ou moins importante de neurotransmetteurs* excitateurs. Lorsqu'elle est limitée, isolée et transitoire, elle est immédiatement réversible et permet un retour à la normale par repolarisation ; cependant, des altérations durables du traitement des signaux peuvent être la conséquence de cette excitation neuronale ainsi déclenchée.

- Une atteinte axonale*, également à la base de troubles fonctionnels, varie de la brève désorganisation locale de l'arrangement moléculaire de la membrane*(quelques neurones) jusqu'aux dégâts structuraux irréversibles (plusieurs millions de neurones).

---

[6] Suspension de la fonction : BOYER-LABROUCHE Annie dans *Renaître après l'accident* : « En effet, le coma est une sorte de « point zéro » ; le temps est suspendu entre un passé qui est oublié et un futur inimaginable. » Editions Dunod ; Paris – 1996, p. 128.

- Les **comas d'emblée** à l'accident se produisent lorsqu'il y a une altération d'un nombre suffisant de neurones de la substance blanche*. Cette information concernant la perte de connaissance d'emblée à l'accident est toujours mentionnée sur la fiche signalétique du patient, après la mention « traumatisme crânien ». Cela permet rapidement de dresser un premier tableau des aspects lésionnels et fonctionnels.

Pour toute évaluation, le traumatisme est jugé d'autant moins grave que la restauration de la fonction intervient plus vite et plus le patient récupère tôt, plus il récupère complètement. Cela doit inciter à définir soigneusement et rapidement les prises en charges thérapeutiques afin de profiter du potentiel de réparation du patient.

3- La réparation dépend des mécanismes de la restauration :

3.1 La plasticité cérébrale est un facteur de la restauration :

La plasticité cérébrale est un élément non négligeable dont doivent tenir compte les différents acteurs du milieu médical ; pour autant, il faut bien définir ce qui peut ou ne peut pas être restauré ou amélioré ; on constate que le système nerveux central est réfractaire aux mécanismes de reconstruction, contrairement au système nerveux périphérique. Les différents thérapeutes doivent connaître les possibilités et les limites de cette restauration.

Plusieurs mécanismes sont liés à ce phénomène et on peut observer :

- Une **amélioration des conditions tissulaires** lorsqu'on réduit l'hypertension intracrânienne ou que l'on lutte contre l'œdème, par la restauration d'une perfusion* et d'une oxygénation cérébrales suffisantes.

- La **restauration d'un réseau intact** : phénomène de réafférentation et de réorganisation des afférences sur les neurones cibles.

- La **restauration par reconstruction** : lorsqu'un neurone est partiellement privé d'une partie de ses afférences, on observe un changement fonctionnel qui augmente sa sensibilité à d'autres afférences conservées ; il y a alors :

  - des mécanismes **présynaptiques** : une **augmentation de la quantité de neurotransmetteurs** libérés par les afférences restantes, **l'augmentation du nombre et de la surface des contacts;**

  - des mécanismes **synaptiques** : une variation dans l'inactivation enzymatique et/ou la recapture des neurotransmetteurs.

  - des mécanismes **postsynaptiques** : une augmentation des sites récepteurs actifs et/ou une modification de leur structure.

- Une **régénération axonale** : **tout axone lésé possède intrinsèquement la possibilité de repousser,** mais il existe des facteurs tissulaires locaux qui, au niveau du SNC*, s'opposent totalement à cette repousse. Les seules repousses possibles se situent donc **au niveau du SNP***.

- Un **remplacement cellulaire** par la division des cellules adultes restées intactes et/ou l'évolution de cellules souches disponibles. Ceci est exclu au niveau du SNC, les neurones matures n'ayant plus la possibilité de se diviser, et aucune cellule souche ne paraissant exister en réserve.

- Une **réorganisation synaptique** : les connexions perdues en aval d'une lésion peuvent être remplacées. Les sites synaptiques vacants ne restent jamais libres. Cela n'apporte pas nécessairement des informations fonctionnelles pertinentes remplaçant les afférences perdues, mais contribue au niveau d'excitabilité du neurone et lève son silence.

- Des **phénomènes de vicariance*** **corticale** : on constate par exemple la prise en charge par un seul hémisphère de manière compensatoire, d'une fonction bilatérale avant lésion (le langage, dans l'aphasie de Wernicke* par exemple).

- Une restauration par **changements de stratégies** : on constate des réorganisations adaptatives mettant en jeu des ensembles neuronaux vastes et hétérogènes (pour la lecture et pour la marche par exemple). Une telle mise en jeu de stratégies alternatives implique la participation active du patient, qui doit prendre conscience des conditions nécessaires à l'atteinte du but poursuivi (par exemple l'utilisation de nouvelles afférences pour l'utilisation d'une canne).

On comprendra, à la lecture de ces différents mécanismes, combien il est nécessaire :

➢ que la **prise en charge** soit **immédiate,**

➢ que les **sites d'action** soient **ciblés** en fonction des lésions,

➢ qu'une **sollicitation constante** et **systématique** soit effectuée, pour ouvrir les voies inhibées, reconstruire des circuits interrompus, stabiliser un réseau nouveau, définir et mobiliser un nouvel ensemble neuronal.

➢ que l'art-thérapeute utilise tous les **outils** permettant cette restauration (ce que nous décrirons dans l'étude de cas, en deuxième partie),

➢ et que le patient acquière un **niveau de conscience** suffisant pour participer activement à la restauration (nous verrons dans le deuxième chapitre, dans l'étude de cas de quelle façon l'art-thérapeute investit cette question).

3.2 L'évolution est inhérente aux facteurs de la récupération :

L'évolution dépend essentiellement :

- de l'importance des lésions,

- de l'âge : la récupération est inversement proportionnelle à l'âge (l'amnésie post-traumatique, par exemple, est en fonction directe de l'âge). Chez les sujets jeunes, il y a une prévalence* des phénomènes de remodelage structural alors que l'on constate plutôt des phénomènes de substitution et d'adaptation chez les sujets âgés,

- des facteurs génétiques (sur la protéine β-amyloïde) : on constate par exemple un facteur de risque de développement de la maladie d'Alzheimer corrélé au traumatisme crânien avec perte de connaissance supérieure à 5 minutes.

4- La prise en charge des traumatisés crâniens graves dans le service de Médecine Physique et de Réadaptation est conditionnée par l'appréciation et l'analyse des différents troubles :

4.1 L'évaluation des troubles et la prise en charge sont complexes :

A l'intérieur de chaque spécialité médicale ou paramédicale, l'évaluation trouve son bien-fondé lorsqu'elle mène à une discussion sur l'action thérapeutique réalisable, soutenue par la mise en place d'objectifs ; elle a également une valeur prédictive. Elle doit renseigner sur le mode de vie antérieur du patient, son activité professionnelle, ses goûts et habitudes, ses déficiences, comportements, attentes, ainsi que sur la « tutelle » familiale ou sociale. On verra comme l'évaluation en art-thérapie suit des modalités parfaitement compatibles avec celles de l'équipe pluridisciplinaire.

Il faut pourtant préciser que les bilans classiques sont peu adaptables à l'évaluation des traumatisés crâniens graves. Ainsi, kinésithérapeutes, ergothérapeutes et orthophonistes utiliseront des bilans spécialisés dépendant de différentes disciplines : orthopédie, motricité volontaire, posture, ophtalmologie et O.R.L.[7], cognition, nutrition, service social…

L'appréhension de l'évaluation des traumatisés crâniens graves nécessite une connaissance pluridisciplinaire de la démarche médicale. L'art-thérapie témoigne d'une bonne faculté adaptative : en corrélation avec les objectifs de l'équipe et tout en gardant sa spécificité, l'art-thérapeute exploite des outils d'évaluation très souples, facilement modifiables et toujours au service d'une exploration thérapeutique améliorée. Les bilans médicaux ou paramédicaux sont effectués par étapes successives, en fonction des douleurs, de la fatigue et de la coopération du patient. L'art-thérapeute doit suivre cette logique temporelle afin d'adhérer aux projets thérapeutiques globaux.

---

[7] O.R.L. : abréviation d'otho-rhino-laryngologie.

La prise en charge rééducative (kinésithérapie, ergothérapie, orthophonie…) cible deux périodes importantes dans la relation thérapeutique ; elles sont considérées comme risquées pour le patient et exigent une surveillance permanente des réactions du patient ; il s'agit :

- du moment de la prise de conscience et de l'acceptation des conséquences de l'accident : l'équipe doit mettre le patient en situation d'échec pour lui faire constater ses déficiences et lui faire accepter l'idée d'une action thérapeutique. Si ce phénomène se déroule de façon trop brutale, trop répétitive et trop systématique, le blessé résiste et l'anosognosie* se transforme en déni*, ce qui peut conduire l'équipe à surenchérir…

- de la période où le patient gère sa rééducation de façon autonome : une routine peut s'installer, à la limite du rite, sans que l'équipe n'en prenne conscience. L'intervention d'un tiers peut s'avérer alors indispensable, sans quoi aucun projet d'insertion ne serait proposé. On verra à ce sujet dans quelle mesure l'intervention d'un art-thérapeute pourra s'avérer féconde.

Il semble que la prise en charge individuelle soit plus adaptée, quelle que soit la discipline médicale concernée. Cela peut poser des difficultés aux services de kinésithérapie qui gèrent simultanément la rééducation de plusieurs patients. Les traumatisés crâniens graves sont fatigables aussi bien physiquement qu'intellectuellement ; les prises en charge individuelles doivent être de courte durée et répétitives.

Elles sont préférables pour :
- un meilleur contrôle des techniques utilisées,
- une meilleure analyse des soins dispensés,
- qu'il en émane de la communication.

Elles sont moins efficaces:
- sur le plan psycho-dynamique,
- dans le champ relationnel.

On constate que les traumatisés crâniens graves ne supportent que leurs pairs et ne sont tolérés que par eux, ce qui induit des difficultés à participer aux groupes pluripathologiques. Le groupe favorise pourtant :

- la prise de conscience de soi par sa fonction de miroir,
- le pouvoir d'identification, d'imitation, de répétition,
- la restructuration de la personnalité par l'inter-relation,
- la revalorisation, l'encouragement par les tiers,
- la canalisation de la logorrhée* ou de l'hyperactivité.

4.2 Les troubles neuromoteurs et posturaux sont importants :

La connaissance des déficiences neuromotrices (de la motricité volontaire), de la motricité automatico-réflexe et neuro-orthopédique est essentielle pour une bonne appréhension de l'action thérapeutique. Les désordres, atteintes ou altérations constatées déterminent et dictent assez sûrement les priorités rééducatives et thérapeutiques.

Les **déficiences** concernant la **motricité volontaire** peuvent être :

- Les atteintes parétiques (80 % des cas) : on observe au début un syndrome pyramidal* : l'hypertonie et la spasticité* (qui est constante au niveau des membres supérieurs et inférieurs, la face étant le plus souvent épargnée) sont une entrave à l'acquisition de la marche et de l'activité gestuelle.
- Les altérations dynamiques de la motricité volontaire : le syndrome cérébelleux* peut être précoce et généralement régressif (62 % des cas) ou tardif (19 % des cas).
- Les autres désordres du mouvement comme des tremblements souvent complexes associant des mouvements oscillatoires. A l'état séquellaire, les syndromes cérébelleux et les dyskinésies sont souvent plus invalidants qu'un déficit moteur.

Les **déficiences** de la **motricité automatico-réflexe** concernent :

- Les activités posturales et automatisées, c'est-à-dire le maintien de la tête et du tronc, les adaptations toniques aux mouvements passifs, les réactions de protection automatique, les appuis et les tractions des membres. Ces désordres sont présents chez tous les traumatisés crâniens graves.

Les **déficiences neuro-orthopédiques** sont :

- des complications liées à l'immobilité ; l'atteinte est d'autant plus importante que le coma et la période de réanimation ont été longs ; ils sont en corrélation avec l'existence d'une spasticité et d'un déficit moteur, et associés à la permanence de déficits cognitifs à trois mois.

Les **rétractions musculo-tendineuses** :

- qui sont également liées à l'immobilité : on constate une dégradation du collagène* qui constitue les tendons et les ligaments. Ces rétractions, d'installation rapide, surviennent dès la période initiale du coma et sont localisées au niveau :
  - des épaules,
  - des pieds et des chevilles,
  - des coudes et des genoux,
  - des poignets,
  - des mains,
  - des hanches.

Une fois installées, ces rétractions répondent mal à la rééducation et si la difficulté fonctionnelle est importante, la chirurgie reste la seule ressource.

Et enfin, les **POA** (para-ostéo-arthropathies), qui désignent les formations osseuses étrangères au tissu musculaire et qui apparaissent au voisinage des grosses articulations.
Il en résulte une raideur musculaire, des douleurs et un syndrome inflammatoire.

4.3 On observe des troubles de la voix, de la parole et du langage :

On observe chez les traumatisés crâniens graves quatre catégories de troubles intervenant dans les mécanismes de la communication verbale [8]:

- Les atteintes au niveau du **larynx** :

    - Le granulome* des **cordes vocales** : il survient après une intubation* prolongée, fréquemment assorti d'adhérences, d'ulcération ou d'autres lésions directes du larynx. La voix est **inaudible, rauque** ou **bitonale***.

    - Les **dysphonies*** : la voix est **basse, ralentie, chevrotante**. Elle est souvent associée à une déperdition nasale par hypotonie vélaire (du voile du palais) et/ou pharyngée, des **troubles** de la **déglutition** et **d'articulation**.

- Les atteintes pyramidales : les **dysarthries** ; on constate des atteintes pyramidales du neuromoteur périphérique au niveau :

    - des noyaux,
    - des nerfs crâniens bulbaires,
    - des voies extrapyramidales,
    - des voies cérébelleuses.

Il en résulte des troubles de la parole dus à des anomalies de la réalisation motrice des sons du langage, par l'atteinte de la commande motrice ou de l'information sensitive des organes bucco-phonatoires.

Dans les dysarthries paralytiques par atteinte bulbaire, on observe une **voix basse, chuchotée** ou **éteinte**.
Dans les dysarthries cérébelleuses, la **parole** est **hachée, scandée, explosive**.

L'atteinte est fréquemment mixte, avec une déperdition nasale et l'expression est ralentie, disharmonieuse, avec une **perte** de la **coordination** habituelle qui nous fait parler sur le temps expiratoire.

---

[8] Se reporter à l'Annexe 2 pour le schéma des troubles de la voix, de la parole et du langage.

- Les atteintes des aires spécialisées dans le fonctionnement linguistique : les **aphasies** ; elles sont assez rares (5 à 7 % des cas) ; on constate surtout des aphasies anomiques pures (**perte** de la faculté de **désigner les objets**) et des aphasies sensorielles modérées (**impossibilité** de **comprendre les sons** émis : surdité verbale, surdité musicale), dominées par le **manque de mots** et les **paraphasies** (trouble de l'utilisation des mots, dans lequel ceux-ci ne sont pas employés dans leur sens véritable).

- Les perturbations du **comportement** et du vécu **émotionnel** : ils sont courants chez les traumatisés crâniens graves et entraînent des troubles de la **communication verbale**; ces perturbations de la relation (plutôt que des désordres cognitifs spécifiques) s'observent à travers :

  - des silences,
  - des postures,
  - des regards,
  - des hésitations,
  - des phrases inachevées.

Les troubles de la communication, liés aux atteintes précitées sont pour une large part responsables des perturbations dans la prise en charge globale.

Les patients traumatisés crâniens graves montrent une grande inertie lors de la répartie verbale et le personnel médical n'a pas toujours le temps nécessaire pour attendre qu'une phrase soit comprise ou verbalisée. La lenteur constante au moment de l'échange peut même parfois faire présumer un problème de compréhension.

Il en résulte parfois des attitudes infantilisantes vis-à-vis des malades, ramenant la communication aux propos les plus puérils et archaïques ; cette conduite risque d'enfermer le patient dans un comportement régressif, l'opposant aux mécanismes de restauration et d'évolution.

Nous verrons à ce sujet, dans l'étude de cas de la deuxième partie, comme le protocole de prise en charge est largement tributaire de la compréhension et de la gestion de ces troubles de la voix, de la parole et du langage.

4.4 Les héminégligences, les troubles perceptifs, praxiques et visuo-constructifs sont plus rares :

Ces troubles sont peu fréquents chez les traumatisés crâniens graves ; on constate parfois des difficultés de copie, de reproduction de formes, de construction en trois dimensions ou de réalisation d'objets.

Les relations entre le schéma corporel et l'image corporelle, au sens de représentation fantasmatique, mnésique et perceptive de nos expériences corporelles en lien avec les autres, peuvent être longtemps perturbées. Les productions artistiques picturales, et plus particulièrement les autoportraits, traduisent bien la difficulté qu'ont les traumatisés crâniens graves pour acquérir l'« image d'un corps meurtri », transformé et méconnaissable.

4.5 Les troubles cognitivo-psychologiques sont classés en trois catégories (cognitifs, affectifs et comportementaux) :

a) Les déficiences cognitives :

Les traumatisés crâniens graves n'ont que partiellement conscience de leurs troubles cognitifs et sont plutôt absorbés par les atteintes physiques, que les douleurs matérialisent plus naturellement. Outre ce que nous avons déjà décrit dans l'analyse des différents troubles, nous observons des déficiences plus subtiles comme :

- des troubles de la **mémoire,**
- une diminution des ressources **attentionnelles,**
- une modification des **comportements** de **communication,**
- des difficultés à **comprendre** et à **résoudre** les **problèmes,**
- des troubles des **fonctions exécutives,**
- et des troubles de la **conscience de soi.**

b) Les troubles de la mémoire :

La mémoire est le secteur le plus altéré chez les traumatisés crâniens graves. Les altérations fréquentes concernent les fonctions mnésiques suivantes :

- la mémoire à long terme dans l'atteinte des mécanismes d'encodage (système d'acquisition de l'information), de stockage ou de rappel différé du souvenir,

- et la mémoire déclarative: les processus de stockage et de rappel conscients sont particulièrement altérés chez les traumatisés crâniens graves, alors que la mémoire procédurale (sans accès conscient) semble peu perturbée.

c) Le syndrome frontal post-traumatique :

Nous ne pouvons parler du « **syndrome frontal** » sans émettre quelques réserves car cette appellation ne fait pas l'unanimité dans le corps médical : on désigne parfois d'emblée comme « frontal » - à savoir le résultat de lésions du lobe frontal du cerveau[9]- un comportement qui émane simplement de la personnalité intrinsèque du patient ; cette généralisation trop rapide autorise certains soignants «épuisés» à attribuer au traumatisme lui-même les comportements ressentis comme pénibles, au risque de nier le champ subjectif de la relation.

Généralement, le « syndrome frontal post-traumatique » recouvre les troubles cognitifs et comportementaux habituels des traumatisés crâniens graves et plus particulièrement les comportements agressifs.

Dans *Les traumatisés crâniens* [10], F. Cohadon nous explique que les traumatisés crâniens *« ont des difficultés à exprimer ce qui les gêne (...) leur comportement est instable, imprévisible, avec diminution de tolérance au stress et à la frustration, labilité émotionnelle exagérée, irrespect des règles sociales et de l'opinion d'autrui. Cette désinhibition comportementale peut s'accompagner d'une désinhibition sexuelle avec paroles, attitudes ou gestes inappropriés. »*

L'ambiguïté dans l'utilisation du terme « frontal » empêche donc d'établir ici un tableau exhaustif ; dans l'énumération des déficiences, on tiendra simplement compte de la part non négligeable attribuée aux difficultés relationnelles consécutives aux caractéristiques comportementales du traumatisé crânien grave.

---

[9] LE GARNIER DELAMARE ; Dictionnaire des termes de médecine- à « *Syndrome frontal* » : Ensemble de symptômes provoqués par une lésion du lobe frontal du cerveau. (...) Si la lésion siège à la partie antérieure du lobe frontal, elle se manifeste par d'importants troubles psychiques (indifférence, inattention, inactivité, euphorie, désorientation).
[10] COHADON F., CASTEL J.-P., RICHER E., MAZAUX J.-M., LOISEAU H. : le syndrome frontal post-traumatique dans *Les traumatisés crâniens* – 2° édition – Edition Arnette, Courtry, 2002, p. 269.

d) Les autres troubles observés :

- de la **conceptualisation** : la prise d'initiative est neutralisée par une incapacité d'élaboration.

- de la **flexibilité mentale** : elle est enrayée par une pensée rigide, stéréotypée et difficilement adaptable.

- de **l'initiative** et la **motivation** : les traumatisés crâniens graves ont des difficultés à entreprendre eux-mêmes une activité dirigée dans un but précis. Sur ce point, l'étude de cas de la deuxième partie montrera combien ces patients empruntent peu la phase d'intentionnalité pour demeurer le plus souvent dans une expression archaïque.

- de la **planification** et l'**auto-critique** : malgré la verbalisation de projets ou de besoins, le blessé ne met pas en place la stratégie adaptée, oublie des étapes, propose une programmation temporelle irréalisable sans analyse ultérieure des données ou de la situation produites.

- de l'engagement dans l'**action** : les liens séquentiels sont généralement désordonnés et le traumatisé s'y engage avec peine.

La pluralité des déficits des traumatisés crâniens graves explicite largement la résistance à la prise en charge rééducative.

Nous augmentons le tableau par l'étude de la problématique existentielle. Cet aspect est encore peu exploré chez les sujets traumatisés crâniens graves, contrairement à la psychiatrie qui, concernant la psychose par exemple, s'y applique depuis longtemps.

Pour parcourir cette question, il est utile de définir ce qui conditionne vraiment l'être « au monde », et ce qui, chez les traumatisés crâniens graves, dysfonctionne au point de le « détacher du monde et de lui-même ».

5- La conscience de la réalité est un processus à restaurer :

L'intérêt concernant cette question du «sentiment d'exister» est né de la rencontre, lors de mon stage pratique au Centre hospitalier de Blois, entre le docteur C.L. Meyer et le psychologue F. Eckert, du service de Médecine Physique et de Réadaptation du Centre Hospitalier de Strasbourg, et toute l'équipe du service M.P.R.* blésois.

Ces deux intervenants encadrent une formation, destinée à tous les soignants, qui propose une réflexion et un travail sur la problématique existentielle chez les personnes traumatisées crâniennes.

Il apparaît que ces malades engendrent à long terme des difficultés dans la prise en charge thérapeutique, quels que soient les niveaux de compétence et de spécialisation du personnel. Les traumatisés crâniens graves «épuisent» l'équipe. La famille du blessé ne se soumet pas toujours à la nécessité de diriger le patient vers un centre spécialisé souvent loin du domicile. Dès lors, des mécanismes de défense se développent insidieusement, auprès d'un malade très demandeur, induisant parfois une certaine lassitude concernant l'aspect rééducatif, au risque d'aboutir à un «nursing de base» bientôt irréversible.

L'intervention des médecins de Strasbourg s'est faite à la demande du chef de service de Médecine Physique et de Réadaptation du centre hospitalier de Blois, le docteur Fourmond, pour permettre à son service d'effectuer une observation clinique affinée, d'acquérir une plus grande compréhension des comportements du blessé et de recourir à des conduites thérapeutiques adaptées.

Ce nouvel angle d'observation a influé sur mon approche théorique et modifié ma pratique art-thérapeutique. Il m'a paru nécessaire, voire indispensable de corréler mes objectifs à ceux de l'équipe.

C'est pourquoi j'ai choisi de mettre en exergue les difficultés qu'ont les traumatisés crâniens graves à se sentir exister, ce qui m'a ensuite permis de poser les meilleurs objectifs thérapeutiques possibles au moyen d'outils d'évaluation plus définis.

5.1. « La réalité est conscience de la réalité »; l'apport de la phénoménologie :

a) La phénoménologie :

Il s'agit pour nous de «*comprendre comment l'homme perçoit et interprète les images* »[11], afin d'acquérir une plus grande maîtrise de l'exploitation du phénomène artistique, puis de l'expression artistique elle-même.

---

[11] CHALUMEAU Jean-Luc, *Les théories de l'art ; Philosophie, critique et histoire de l'art de Platon à nos jours* ; Editions Vuibert, 2002, p.11.

Pour Edmund Husserl (1859-1938), qui a inauguré le mouvement de la philosophie phénoméniste, autrui nous apparaît d'abord comme une conscience ayant son propre monde d'expériences, différent du nôtre. Mais il est aussi *alter ego,* reflet de notre corps et à ce titre constitué à partir de nous. Husserl montre que la signification d'un concept opère la liaison entre la représentation et l'objet, la connaissance («connaître» veut dire «s'unir» en hébreu) étant comprise comme relation entre conscience et objet par le biais de la signification.[12]

Plus tard, Maurice Merleau-Ponty (1908-1961) décrit la relation intentionnelle qui unit le sujet aux choses et à autrui.[13] Henry Mongis nous précise dans son cours[14] comment l'être humain est d'abord un «être avec autrui» (ou un «être pour autrui»). La réalité est tout d'abord une intention, une expérience qui passe par le corps, comme «ce qui nous ouvre». La représentation de l'objet n'est pas un doublé psychique du réel, mais bien une représentation psychique singulière ; elle est une ouverture en direct au «connu». Lorsque nous écoutons une chanson, nous n'entendons pas des sensations auditives, mais bien la chanson ; ainsi, la sensation n'est pas «ce qui est senti», mais ce par quoi nous connaissons, ce par quoi nous nous ouvrons au réel et «le corps», ce par quoi nous sommes au monde.

Notre connaissance des objets (ou prise de conscience des objets) est l'effet du langage qui, à partir d'un réel sans forme, fait apparaître l'objet par l'action de le nommer. Ainsi, la perception de l'objet sous-entend d'une part l'expérience sensible de l'objet, d'autre part, la révélation de l'objet par l'effet du langage. La conscience du monde, ou conscience de la réalité, s'acquiert par l'interaction permanente entre une expérience corporelle des objets et une représentation psychique de ces mêmes objets, une représentation signifiante transmise par autrui, préexistante à notre propre existence. En cela, la notion de conscience de la réalité est indissociable de l'appartenance à la communauté humaine. C'est pourquoi l'être humain n'aura une conscience du monde qu'en tant qu'«être-avec-les-autres» dans l'intersubjectivité. A sa question «qui suis-je ?», le sujet ne trouvera que des réponses qui peuvent le représenter, mais jamais la réponse qui le contiendrait dans son originalité.[15]

L'identité de l'être humain, sa personnalité, sa conscience de lui-même et du monde, se structure progressivement au moyen des expériences motrice, sensitive et psychomotrice. C'est par le mouvement que la prise de conscience du schéma corporel se constitue.

[12] HUSSERL Edmund, *Recherches Logiques*, (1900-1901), Vol. 1 et 2, Editions PUF, Paris – 1993, 1994.

[13] MERLEAU-PONTY, *Phénoménologie de la perception*, Editions Gallimard ; Paris – 1945.

[14] MONGIS Henry ; *Corps, psychisme et communication*, intervention du mercredi 18 avril 2001, Faculté de Médecine de Tours, dans le cadre du Diplôme Universitaire d'Art-thérapie de l'A.F.R.A.T.A.P.E.M.

[15] MEYER C.L. et ECKERT F. *La personnalité du traumatisé crânien* ; intervention dans le cadre du stage sur l' «Approche relationnelle et thérapeutique des personnes souffrant de cérébro-lésions ; approfondissement de la pratique », du 22 mai au 24 mai 2002, Centre Hospitalier de Blois.

b) Le processus existentiel :

Le processus existentiel entend qu'il y a une corrélation permanente entre l'être pensant et l'être corporel, sensible. Pour qu'il y ait une représentation de la réalité, il faut d'une part une pensée et d'autre part un langage (ou représentation symbolique) comme médiateur ; pour que cette représentation devienne conscience d'une réalité, il faut lui ajouter la sensation. On peut ainsi modéliser le processus permettant l'accès à cette conscience de la réalité :

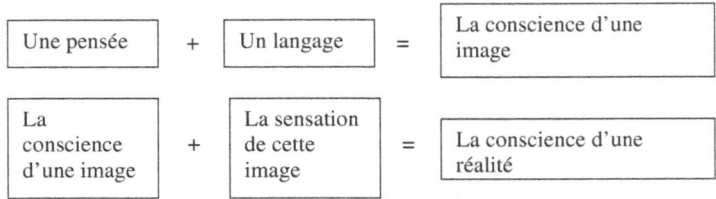

| Une pensée | + | Un langage | = | La conscience d'une image |

| La conscience d'une image | + | La sensation de cette image | = | La conscience d'une réalité |

La réalité effective apparaît lorsque l'ensemble des sensations corporelles sont désignées par un mot ; l'image est la trace du mot que l'on a en tête.

Ainsi, les personnes qui ne font pas ou plus le lien entre la sensation et le langage n'acquièrent pas ou perdent la conscience de la réalité. A partir de cette notion, la psychologie du traumatisé crânien grave est plus lisible et la pratique art-thérapeutique peut être ciblée.

En repartant de l'idée que l'être humain :

- ne connaît pas ses sensations,
- ne se représente en langage qu'après et par l'autre,
- qu'il ne connaît que l'objet de ses sensations,

nous pouvons déduire qu'une dynamique relationnelle est en jeu, dans une place ou une négociation. Cette place est le lieu de la recherche de preuves de l'existence et la dynamique dans la place est la recherche de lien entre l'expérience corporelle et la représentation symbolique.

Voici la modélisation que nous proposons :

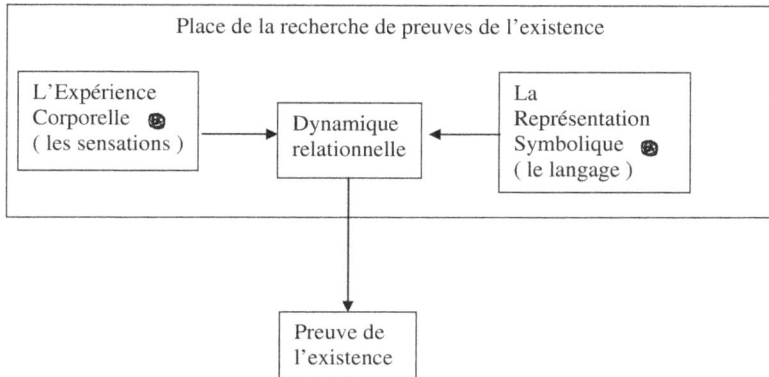

```
┌─────────────────────────────────────────────────────────────────────┐
│              Place de la recherche de preuves de l'existence          │
│                                                                       │
│  ┌──────────────┐         ┌────────────┐      ┌──────────────────┐    │
│  │ L'Expérience │         │            │      │ La               │    │
│  │ Corporelle ☻ │ ──────► │ Dynamique  │ ◄──  │ Représentation   │    │
│  │ ( les        │         │relationnelle│     │ Symbolique ☻     │    │
│  │  sensations )│         │            │      │ ( le langage )   │    │
│  └──────────────┘         └────────────┘      └──────────────────┘    │
│                                 │                                     │
└─────────────────────────────────┼─────────────────────────────────────┘
                                   │
                                   ▼
                         ┌──────────────┐
                         │ Preuve de    │
                         │ l'existence  │
                         └──────────────┘
```

5.2 Le sentiment d'exister est altéré chez les traumatisés crâniens graves :

a) L'échec entre l'expérience corporelle et la représentation du monde :
    genèse de la perte de confiance en soi :

Afin d'expliquer plus justement comment cet échec entraîne la perte de confiance en soi, il convient de comparer son mécanisme chez une personne corporellement lésée (le cerveau indemne) et une autre, cérébro-lésée (comme c'est le cas des traumatisés crâniens graves).

Pour synthétiser l'explication, l'utilisation d'une schématisation nous a paru nécessaire ; voici ce que nous proposons :

Dans le cas d'un IMPACT CORPOREL :

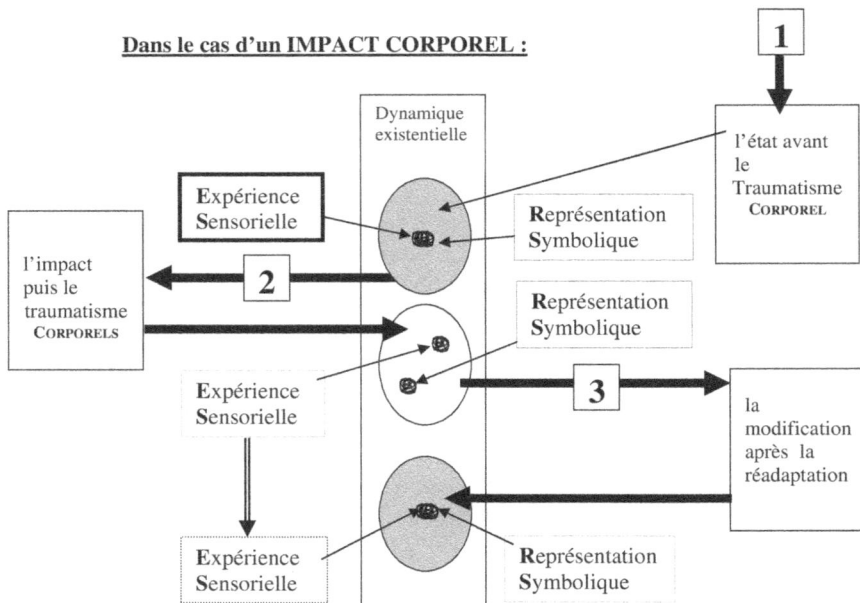

Le patient ne souffrant d'aucune lésion cérébrale, sa représentation symbolique du monde est inchangée.

Après le traumatisme, l'expérience corporelle (ou sensorielle) est transformée : le patient est en fauteuil, ou a perdu un membre… toute son appréhension du monde sensible, de l'environnement s'en trouve modifiée, son comportement moteur subit un dysfonctionnement, le monde change. L'anticipation de la représentation n'est pas validée par l'expérience corporelle. Cela annule l'espace dynamique où peut se jouer l'être, au risque de « mal être » ; l'échec permanent (par exemple : le patient en fauteuil qui se cogne, dans des murs qu'il appréhende encore à l'image de sa situation antérieure au traumatisme) puis le doute et une perte de confiance en soi s'instaurent.

Pourtant, le problème existentiel peut être encore alimenté par la capacité qu'ont les représentations de se modifier dans le temps ; la fonction cognitive n'est pas atteinte et une rationalisation est toujours possible ; il reste toujours au patient des traces (des preuves) de son existence ; l'existence ne peut être annulée totalement du fait d'une possible rationalisation par l'abstrait. Le patient peut de ce fait retrouver les liens (une harmonie) entre ses expériences sensorielles et les représentations qui leur correspondent. La réadaptation au monde va engendrer un accroissement de la confiance en soi.

Dans le cas d'une CEREBRO-LESION :

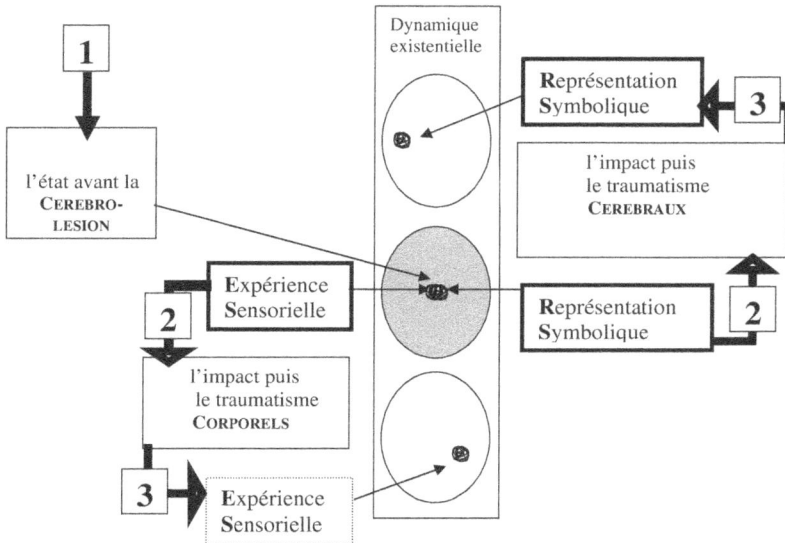

Après la lésion cérébrale, le patient éprouve un décalage total entre la représentation qu'il a du monde et ses expériences sensitives (ou corporelles). Il n'y a d'accomplissement possible ni dans la représentation, ni dans le passage à l'acte ; le sujet est en permanence « à côté ». L'accumulation d'échecs, le doute permanent et la perte totale de confiance en soi amènent le patient à ne plus se sentir exister. Certaines phrases sont l'illustration de cet état angoissant de ne plus se sentir être, comme :

-   « j'ai un pied dans le vide, l'autre dans rien »
-   « je suis mort »
-   « j'ai peur de quelque chose, mais je ne sais de quoi… »
-   « je me rends compte de quelque chose, mais je ne sais pas quoi… »[16]

…autant de phrases fréquemment entendues qui révèlent combien le monde est ressenti comme étranger, méconnaissable.

---

[16] MEYER C.L. et ECKERT F. *La personnalité du traumatisé crânien*, intervention dans le cadre du stage sur l' « Approche relationnelle et thérapeutique des personnes souffrant de cérébro-lésions ; approfondissement de la pratique », du 22 mai au 24 mai 2002, Centre Hospitalier de Blois.

b) Ne plus se sentir «être » : une angoisse permanente

De ce constat permanent d'échec, dont procède la perte du sentiment d'exister, émane une angoisse continue ; son expression est variée à travers les mécanismes de défense observés :
-   phrases stéréotypées,
-   douleurs constantes,
-   gestes et comportements agressifs (qui viennent surenchérir le tableau « frontal »),
-   dépression,
-   régression,
-   déni ou dénégation,
-   fuite,
-   sublimation,
-   séduction…

Au regard de la complexité du tableau clinique du traumatisé crânien grave, il est essentiel d'envisager une prise en charge qui tienne compte des souffrances et des difficultés particulières à la pathologie ; le risque que le patient n'échappe à la prise en charge est grand, surtout à partir d'une année ou deux de vie dans le même service. La pratique d'activités thérapeutiques variées est indispensable ; les prises en charge seront favorablement basées sur une reconstruction spatio-temporelle ainsi qu'une sauvegarde systématique des éléments rattachés au sentiment existentiel.

L'art-thérapie détient les outils, les modes et les méthodes d'évaluation nécessaires à la prise en charge de traumatisés crâniens graves ; nous allons montrer comment l'art-thérapeute conduit l'activité, à l'aide du développement des fondements du métier, l'argumentation des outils employés, l'assertion d'une étude de cas, et enfin l'analyse des résultats obtenus.

II.   L'ART-THERAPIE DISPOSE DE METHODES ET D'OUTILS SPECIFIQUES :

1- Les concepts d'art et d'artiste ont évolué à travers l'Histoire :

L'histoire de l'art fait apparaître deux périodes distinctes – de l'Antiquité à la Renaissance, puis de la Renaissance à nos jours – permettant d'expliquer la naissance des notions d'œuvre d'art et d'artiste. Celles-ci sont étayées à partir des conceptions intellectuelles et philosophiques que recouvre l'esthétique ainsi que par l'idée de style (justification de la « manière » d'exécuter une œuvre).

Bien que la production artistique semble faire partie du quotidien des hommes depuis la nuit des temps, la Grèce antique valorise l'image et la représentation et permet le développement d'un savoir-faire artisanal qui correspond à une conception du « beau » issue d'une réflexion philosophique.

Progressivement, l'idée qui sous-tend l'œuvre d'art remplace l'œuvre elle-même jusqu'à la grande mutation qui va transformer l'idéologie esthétique à la Renaissance. La transformation des styles et des formes s'accompagne alors de l'émergence de l'individu : l'artisan devient un artiste, sous l'influence de réflexions intellectuelles, mathématiques, scientifiques et philosophiques nouvelles.

La Renaissance distingue alors « artisanat » et « Beaux-arts » et l'exigence académique intègre la notion d'originalité, dans le sens d'une approche personnelle et singulière de la réalisation artistique.

2- La musique s'organise selon un ordre spatio-temporel :

La musique permet d'organiser le temps et l'espace mais également de les transcender. La musique s'élabore dans la temporalité, intrinsèquement (physiquement) ainsi que par les lois de la composition. Elle suggère le concept d'ordre : elle se structure en mélodies, rythmes et harmonies, selon des lois mathématiques bien définies.

Sur le plan physique, l'onde sonore est la pression des molécules d'un milieu élastique (l'air) ; certains phénomènes sont liés à cette pression (rupture du tympan par exemple), mais les neurorécepteurs de l'audition ne sont pas stimulés par des pressions, mais par des ondulations, et c'est probablement là l'origine du rythme et de la danse, c'est-à-dire notre tendance irrésistible à associer des mouvements ondulatoires aux sons.[17]

La juxtaposition d'événements sonores simultanés (plusieurs timbres différents) permet d'introduire la notion d'espace par l'idée de synchronie, de concomitance tandis qu'on accède par le déroulement des rythmes et des sons (et des silences) à une diachronie rattachée à la notion du temps.

---

[17] LIEURY Alain, Psychologie générale, cours et exercices ; éditions DUNOD – Paris, 2000 ; p. 29.

La structure physique d'un son permet de comprendre l'impact qu'il peut avoir sur l'auditeur ; ainsi, du contenu harmonique du son dépend l'impression ressentie et le timbre d'un piano dont la note fondamentale est audible et les harmoniques logiquement organisées n'aura pas le même impact que le son d'un gong dont les harmoniques aiguës (d'apparence aléatoire) sont déstabilisantes pour l'auditeur.

Nous constatons, comme l'écrit Bernard Sève qu'« *il se joue plus dans un morceau de musique que ce qui se déploie sur sa surface sonore. Si l'on peut s'arrêter à la surface, il n'est pas interdit de se risquer dans sa profondeur* ».[18]
« *Pris dans l'absolu, le son intéresse le physicien par sa nature ou le philosophe par son sens. [...] Les musiciens [...] ne s'intéressent au son que dans la recherche d'une succession et organisation des sons qui produisent un plaisir esthétique, les uns par rapport aux autres.* »[19]

Le son est d'abord rythme, en ce qu'il trouve ses fondements dans le déplacement rythmé (mais pas encore musical) d'un corps à travers l'air ou un corps conducteur. Sur la guitare, la corde « bat » au rythme des nœuds et des ventres. L'accordeur au travail devant le piano écoute le nombre de battements entre les deux notes d'un intervalle harmonique afin de calculer la justesse d'une des deux notes.[20] Le rythme introduit la notion d'espace et de temps.

Le rythme agit comme le signifiant musical, en tant qu'il exprime l'équilibre temporel du corps dans un espace donné, sorte de trame sur laquelle la mélodie prend appui, signifié du signe musical, témoin de l'affectif, générateur de l'émotion[21]. Le rythme est la structure nécessaire, le fondement, sur lesquels la mélodie peut faire sens et, comme le fait remarquer Rousseau dans son Essai sur l'origine des langues[22], « *(...)les sons peuvent beaucoup comme représentations et signes, peu de choses comme simples objets des sens* ».

---

[18] SEVE Bernard in la revue ESPRIT : *Pouvoirs de la musique* ; Janvier 2003 Editions SEUIL ; Paris n° 29 ; p. 69.
[19] FORESTIER Richard, Thèse de Doctorat en Philosophie, UFR de Tours, Sciences Humaines, 1999, p. 172
[20] MAGNE Daniel, *Guide pratique du piano* ; Editions VAN de VELDE ; Tours 1982, p.109 : « L'accord ne nécessite aucun « don » inné, musical ou autre ! Il suffit de ne point être sourd et de s'entraîner suffisamment longtemps et souvent pour percevoir le « battement » ou « vibrato » créé par les différences de fréquence des vibrations entre deux cordes ou deux notes (unisson, tierce, quarte, quinte, sixte, octave, dixième). »
[21] Nous présumons ici que le signifié est toujours corrélatif du signifiant ; « le signifiant est l'image acoustique d'un mot, le signifié est le concept correspondant » : voir pour cela dans l'Encyclopédie Universalis à « *signe et sens* ».
[22] ROUSSEAU ; essai sur l'origine des langues, chap., Œuvres complètes, Paris, Gallimard, coll. « Bibliothèque de la Pléiade », t. V, 1995, « les couleurs et les sons peuvent beaucoup comme représentations et signes, peu de choses comme simples objets des sens », p. 418-419.

Dans son ouvrage «*La partition intérieure* [23]», Jacques Siron nous explique que la mélodie est une succession de sons organisés dans la hauteur et le rythme ; le rythme est une entité autonome (un écoulement des sons et des silences dans le temps ou une organisation de la musique en rapport avec le temps), alors que la mélodie, qui suppose l'organisation de sons à l'aide de degrés (notions de hauteur), s'établit aussi à partir de cette succession dans le temps, c'est-à-dire, rythmée (il n'existe pas de hauteur sans durée, il n'existe pas de mélodie sans articulation rythmique). Mais c'est aussi « *l'association minimum de deux sons qui organise un temps musical* ».[24]

Le rythme produit les formes les plus simples et les plus directement efficaces (répétition inlassable d'une structure simple), mais il est également l'objet d'inventions extraordinairement complexes (les rythmes indiens par exemple). De fait, le rythme est en lui-même la dynamique, l'ordre étant constitué par les signes qui découpent, mesurent, structurent ce rythme, comme le constatent d'ailleurs Deleuze et Guattari qui écrivent que « *la mesure est dogmatique, mais le rythme est critique. (…) C'est la différence qui est rythmique, et non pas la répétition qui, pourtant, la produit* ».[25]

C'est par ce processus que la musique peut, au-delà de sa vocation originelle d'organiser temps et espace, les transcender et révéler les émotions. « *Avec une spacialisation et une temporalité, la musique trouve les fondements d'un modèle d'organisation qui permet la mise en œuvre sonore raisonnable des lois de l'univers* ».[26]

3- L'utilisation du chant et des instruments à percussion autorise une grande variété de pratiques :

Nous avons choisi d'utiliser le chant et les percussions lors des prises en charge individuelles. Il existe une gamme étendue d'instruments à percussion permettant l'accès à une grande diversité de timbres ; ils sont plus ou moins faciles à manipuler, de tailles variées, et leur aspect est en lui-même une garantie d'intérêt.

La maîtrise d'un rythme[27] met en jeu la motricité (la motricité volontaire avec la coordination, la statique ou le tonus), la motricité automatico-réflexe avec le maintien et le contrôle de la tête ou du tronc, les fonctions praxiques et perceptives (copie, reproduction de formes, utilisation des trois dimensions) et les capacités cognitives (la mémoire, l'attention, les fonctions exécutives…).

---

[23] SIRON Jacques ; La partition intérieure, Jazz, musiques improvisées. Editions Outre Mesure ; Paris 1992, 3° édition revue, corrigée et augmentée, 1994, à « rythme » p. 733 et « mélodie » p. 192.
[24] FORESTIER Richard, Thèse de Doctorat en Philosophie, UFR de Tours, Sciences Humaines, 1999, p. 177
[25] DELEUZE Gilles et GUATTARI Félix, Mille-Plateaux, Paris, Minuit, 1980, p. 385-386.
[26] FORESTIER Richard, Thèse de Doctorat en Philosophie, UFR de Tours, Sciences Humaines, 1999, p. 178
[27] « Rythme » : le terme sera ici utilisé dans un sens global, incluant les notions de pulsion (ce qui anime les mécanismes vitaux), de pulsation (pulsion devenue régulière), de rythme (attention que l'Homme porte à la pulsation), de tempo (maîtrise que l'Homme a du rythme) et mesure (organisation du rythme).

Le rythme semble éveiller des fonctions plus archaïques que la mélodie et sa maîtrise fait appel à des structures mises en place au plus jeune âge ; il est intéressant de rappeler que la dissociation s'acquiert pour la presque totalité entre 0 et 20 ans et que le corps calleux d'un musicien est significativement plus développé, produit de l'utilisation intense et répétitive de la jonction inter-hémisphérique.[28]

Bien que le rythme l'accompagne fondamentalement, la mélodie est inhérente au chant : lors de la pratique du chant, les mêmes fonctions cérébrales seront utilisées, auxquelles on pourra toutefois ajouter les centres de gestion de la voix, de la parole et du langage (les aires cérébrales spécialisées dans le fonctionnement linguistique, les voix pyramidales du neuromoteur périphérique impliquées dans la gestion de la parole et l'utilisation des organes phonatoires).

L'aptitude à reproduire une mélodie dépend de l'affect engagé lors de la mémorisation des premiers sons ou chants entendus dans l'enfance (comme les chansons enfantines qui sont durablement et solidement mémorisées, et qui servent de modèle mélodique, rythmique et harmonique aux productions futures) ainsi, Richard Forestier nous rappelle les évocations de Damon d'Athènes, qui dit que « *suivant le principe de ressemblance, le caractère d'un enfant peut être façonné par une phrase mélodique* »[29] et « *l'oreille se complaît à reconnaître le « déjà entendu ». L'improvisation joue de l'identité apaisante et de l'altérité surprenante* ».[30]

Après avoir recouvert rythme et mélodie par l'utilisation des instruments à percussion et du chant, il subsiste le champ de l'harmonie qui sera exploité par la pratique de la polyphonie. Son intérêt réside en ce qu'elle informe sur les capacités de communication, de relation et renseigne sur l'aspect comportemental en situation duale.

« Chez l'enfant, la musique favorise l'attention, l'imagination , la mémoire, chez l'adulte, l'épanouissement affectif, [...], la communication. »[31]

---

[28] HABIB Michel, *Bases neurologiques des comportements* ; Editions MASSON ; Paris 1998, p. 34.

[29] FORESTIER Richard, Thèse de Doctorat en Philosophie, UFR de Tours, Sciences Humaines, 1999, p. 188

[30] Encyclopédie Universalis à « Musique ».

[31] Encyclopédie Universalis à « Musique ».

4- L'art-thérapie est un moyen spécifique d'intervention :

4.1 Définition de l'art-thérapie :

Depuis quelques années, L'art-thérapie est en plein essor et ne laisse pas d'interroger les différents acteurs du milieu médical.

De nombreuses écoles ont vu le jour, préférant parfois le terme de thérapie à médiation artistique ou psychothérapie par l'art... mais c'est à l'**AFRATAPEM** de Tours (Association Française de Recherches et Applications des Techniques artistiques en Pédagogie et Médecine) que nous nous référerons. L'art-thérapie :

« C'est l'exploitation du potentiel artistique dans une visée thérapeutique et humanitaire ».

Le mot thérapie induit la part essentielle accordée à la notion de soin. Il n'y a pas de pratique art-thérapeutique sans *« actions par lesquelles on conserve ou on rétablit la santé »*[32], non plus, surtout, sans mettre en œuvre les moyens permettant de s'occuper du bien-être de la personne, dans la visée d'une qualité de vie préservée ou restituée.

C'est pourquoi l'art-thérapie relève du champ pluridisciplinaire, en tant qu'elle s'intègre aux objectifs de soin de l'équipe médicale et para-médicale.

Il sera nécessaire à l'art-thérapeute de spécifier alors ses sites d'action, ses méthodes et ses outils.

---

[32] Définition du « soin » du Grand ROBERT de la Langue Française.

4.2 La fonction de l'art-thérapeute repose sur la corrélation de deux savoir-faire:

L'action de l'art-thérapeute ne sera pas uniquement celle d'un artiste avec un vécu d'homme sensible capable de produire une activité artistique, non plus celle d'un simple thérapeute dont l'objectif consiste à guérir ou traiter des maladies, des déficits, des handicaps... *« l'art, qui en soi n'est pas naturellement thérapeutique (...), pour être thérapeutique, il doit être exploité dans ce sens par un spécialiste, il s'agit alors avec l'art-thérapie d'une nouvelle qualification, d'un nouveau métier. »* [33]

Comme son nom l'enseigne donc, l'art-thérapeute utilise la maîtrise qu'il a de l'activité artistique à des fins thérapeutiques. L'action consiste à exploiter le phénomène artistique afin d'accéder au soin à travers lui.

L'art-thérapeute ne doit pas cesser pour autant d'être un artiste, au risque de perdre les clés d'une connaissance qui lui donne accès à la relation.

Ces principes supposent un savoir-faire particulier, des outils et des méthodes, un vocabulaire et une connaissance acquis par les études, un rôle spécifique qui lui donne une place unique dans l'équipe de soins.

Pour cela nous allons présenter la modélisation théorique de R. Forestier expliqué dans le livre « *Tout savoir sur l'art-thérapie* »[34]. Ce modèle propose d'exposer les fondements conceptuels de l'activité artistique ainsi que le principe pratique déterminant le phénomène artistique :

---

[33] FORESTIER Richard ; *Tout savoir sur l'art-thérapie* –Editions Favre, Chatenois-les-forges–2000 p.30.
[34] FORESTIER Richard ; *Tout savoir sur l'art-thérapie* –Editions Favre, Chatenois-les-forges–2000 p.54.

Fondements conceptuels de l'activité artistique

Concept	Fonction	Concrétisation	Fait observable
Bon =	$\dfrac{\text{réception}}{\text{réaction}} \longrightarrow$	intention	l'expression
Bien =	$\dfrac{\text{vouloir}}{\text{pouvoir}} \longrightarrow$	action	la technicité
Beau =	$\dfrac{\text{fond}}{\text{forme}} \longrightarrow$	production	la réalisation

A partir d'un stimulus, l'**intention** engendre une **expression** qui sollicite **l'action**, qui engage ensuite à rentrer en communication pour pouvoir « faire » et parvenir à la réalisation d'une **production** permettant d'établir la relation avec l'extérieur.

Principe pratique du phénomène artistique

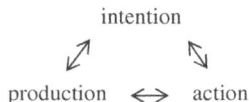

$$\begin{array}{c} \text{intention} \\ \nearrow \qquad \nwarrow \\ \text{production} \;\longleftrightarrow\; \text{action} \end{array}$$

Principe de cohérence interne

$$\frac{\text{Bien}}{\text{Beau}} \rightarrow \text{Bon}$$

$$\frac{\text{Beau}}{\text{Bon}} \rightarrow \text{Bien}$$

$$\frac{\text{Bon}}{\text{Bien}} \rightarrow \text{Beau}$$

Ce modèle permet de comprendre comment, dans ces déplacements, la **dimension opératoire de l'art** détermine la **fonction esthétique**.

L'art-thérapeute va donc, de par sa compétence artistique, conduire le patient à saisir les stimuli sensoriels et les émotions qui en résultent, créer un phénomène d'appétence pour qu'il accède à une intention créative, moteur d'inférence à la production d'une œuvre. L'art-thérapeute va ainsi disposer le patient dans la circulation opératoire du phénomène artistique.

La musique, en tant qu'elle stimule la sensorialité, engendre une impression qui est analysée, comparée, critiquée par le cerveau de l'homme sensible. De cet acte contemplatif résulte un plaisir qui ne demande qu'à être « rejoué », ainsi, à l'écoute d'une musique entraînante, l'auditeur ne tardera pas à taper du pied au rythme de ce qu'il perçoit. Ce principe de « plaisir à renouveler » est un agent thérapeutique actif et efficace.

L'art-thérapeute devra mettre en place des techniques artistiques adaptées de sorte que la sensation de plaisir s'épanouira chez le patient ; celui-ci va développer ses capacités expressives afin de communiquer et rentrer en relation avec son entourage.

Considérant la dynamique du phénomène artistique, et au travers d'elle, on constate que la musique est une activité privilégiée d'expression.

4.3 L'expression est un champ d'action particulier :

Pour que cette expression soit opérante, le patient doit la percevoir ; l'art-thérapeute, dans sa relation avec le patient, dans la maîtrise du phénomène, entraîne l'acteur à contempler son intention, son expression, son acte artistique et à déclencher une auto-évaluation de sa production.

Par conséquent, le patient est acteur de l'œuvre ainsi que de sa propre démarche artistique car produire de façon obsessionnelle n'engage pas le patient dans l'art, « s'exprimer pour s'exprimer » rend l'acte artistique vide de sens.

Enfin, l'art-thérapeute, dans la maîtrise de l'observation et de la relation doit tout au long de la prise en charge permettre à « *l'acte volontaire dirigé* »[35] de s'amorcer puis de se réaliser. Dans le Dictionnaire d'histoire et philosophie des sciences, Husserl explique qu'il n'est pas de conscience (ou d'apparaître, car le sens de ce mot « conscience » reste vague dans *les Recherches*) qui ne soit orientée vers son objet, orientation selon laquelle l'objet apparaît.[36] La phase d'intentionnalité s'avère donc primordiale dans le cadre de la pratique artistique.

---

[35] FORESTIER Richard « l'acte volontaire dirigé : passage de l'instinct à l'action volontaire orientée vers l'esthétique » *Tout savoir sur l'art-thérapie* ; Editions Favre, Chatenois-les-forges–2000 p.55.
[36] DICTIONNAIRE D'HISTOIRE ET PHILOSOPHIE DES SCIENCES ; p. 731 à « Phénoménologie » : HUSSERL : « L'analyse porte sur les divers modes d'apparaître des objets, caractérisés (…) par l'intentionnalité. »

Nous présentons la modélisation de cette dynamique[37] qui, par l'intentionnalité, permet à l'acteur de l'activité de passer d'une expression archaïque à un Art Universel, volontaire et dirigé :

Approche méthodologique de l'activité artistique

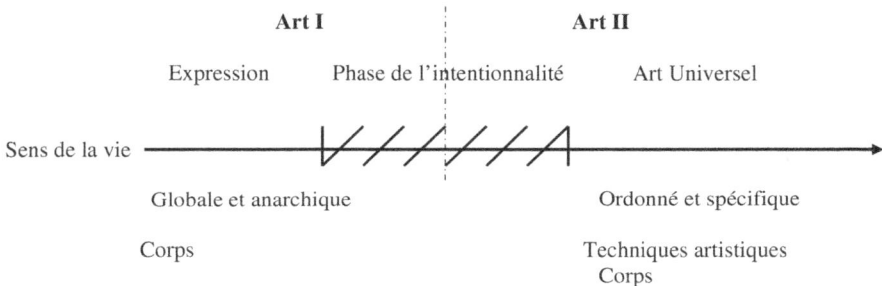

Art I	Phase de l'intentionnalité	Art II
Expression		Art Universel

Sens de la vie ————————⟋⟋⟋⟋⟋⟋⟋⟍————————→

Globale et anarchique	Ordonné et spécifique
Corps	Techniques artistiques
	Corps

Après avoir reçu une stimulation extérieure (impression), l'être humain procède à un traitement, une analyse et une critique des informations qui seront ressenties comme agréables ou non. Le sujet réagit alors à cette sensation par l'expression d'une émotion, verbale ou non-verbale, de plaisir ou de douleur, peu ou très perceptible.

Tout comme le corps est le support d'une dynamique stimulus – traitement – réaction vers l'extérieur, l'art est le médiateur du passage des impressions ressenties aux émotions exprimées.

Ce sont ces vecteurs que l'art-thérapeute va exploiter au moyen :

- d'une connaissance approfondie des mécanismes du système nerveux central et périphérique, ainsi que tous les processus permettant au phénomène d'exister ;
- de l'exploitation contrôlée du phénomène opératoire pendant l'activité artistique du patient ;
- d'une maîtrise de l'observation des réactions et des émotions exprimées par le patient ;
- de contrôler la dynamique intention – action – production, de la rendre efficiente pour que le patient communique et rentre en relation avec le monde extérieur.

---

[37] FORESTIER Richard ; *Tout savoir sur l'art-thérapie* - Editions Favre, Chatenois-les-forges–2000 p.56.

4.4 Communiquer par l'art souscrit un accès à la conscience de soi :

L'être humain existe, comme être historique, pas seulement situé dans un temps délimité, mais déterminé comme un être qui devient et qui réfléchit son devenir et se l'approprie.

Le pouvoir expressif de l'art permet à l'homme d'entrer en relation avec son entourage puisque sensibilité et émotion sont vecteurs d'informations, facteurs de la communication. André Clair nous rappelle qu' « *une subjectivité comme conscience se rapporte à autre chose que soi, à une réalité extérieure ; elle est une conscience d'objet. L'intériorité d'un homme (…) est toujours médiatisée ; elle est celle d'un être en rapport avec le monde extérieur par son corps et ses cinq sens* ».[38]

L'intention esthétique du patient, sa progression dans la réalisation de l'œuvre, la technique choisie et le plaisir ressenti sont autant d'éléments d'information précieux dans l'approche thérapeutique.

Mais au-delà de cette communication de signes dont le sens peut être décodé et exploité par l'art-thérapeute, l'œuvre d'art en elle-même est porteuse d'un effet relationnel à ne pas négliger : pendant la pratique de la musique, les musiciens n'ont pas à échanger d'information technique pour que siège un entendement esthétique commun. Cette assonance (dans le sens d'un écho et non d'une copie) montre comment plusieurs protagonistes, malgré leurs singularités, leurs différences de personnalité et de compétence peuvent se retrouver en lien, en relation à travers l'activité artistique. « *Hors du sens (dans l'idée de signification), cette situation provoque un état singulier de coalescence caractéristique de l'activité artistique.* »[39]

Le pouvoir expressif de l'art va donc projeter le patient dans un espace relationnel riche en transmission d'informations. Cette communication dispose le patient à éprouver son entourage et l'instruit sur ce qu'autrui lui renvoie de lui-même et « *le sentiment de soi ou la conscience n'est pas séparable d'un rapport sensible à l'extériorité ; c'est dans un rapport au monde que l'existant se sent ou s'éprouve comme un soi* ».[40]

L'existence comme sensibilité « *est donnée dans une expérience, exactement dans de multiples expériences, qu'il faudra alors distinguer et, si possible ordonner. C'est ainsi dans un rapport au sensible qu'est saisie une existence, par une activité où la sensibilité est engagée. (…) Le sensible est ainsi, d'une manière indissociable, subjectif et objectif, puisque c'est par une activité de la sensibilité que se constitue l'objet, le sensible objectif* ».[41]

---

[38] CLAIR André dans *Sens de l'existence* ; Editions Armand Colin ; Lassay-les-châteaux – 2002 p. 46.

[39] FORESTIER Richard ; *Tout savoir sur l'art-thérapie* - Editions Favre, Chatenois-les-forges–2000 p. 35.

[40] CLAIR André : *Sens de l'existence* ; Editions Armand Colin, Lassay-les-châteaux – 2002 p. 27.

[41] CLAIR André : *Sens de l'existence* ; Editions Armand Colin, Lassay-les-châteaux – 2002 p. 27

De la pratique artistique résulte un échange informatif avec l'entourage qui permet de recouvrer un certain niveau de conscience ; le patient peut à nouveau questionner et reconstruire un scénario (l'accident par exemple) dont l'empreinte n'est pas précise.

« *Les organes périphériques des sens n'ont pas pour fonction première d'apporter des informations différenciées, les unes des autres, mais de bien marquer la césure entre le réel et l'imaginaire. La qualité perceptive de cette limite entre l'extérieur et l'intérieur détermine le niveau de conscience du patient.* »[42] et « ***toute sensation comporte un germe de rêve et de dépersonnalisation, comme nous l'éprouvons par cette sorte de stupeur où la sensation nous met quand nous vivons vraiment à son niveau*** ».[43]

L'art-thérapeute va donc organiser la prise en charge selon plusieurs perspectives :

> ➤ Générer l'**expression** à travers la pratique de l'art.
> ➤ Entretenir la confiance en soi qui procède de l'effet **relationnel**.
> ➤ Observer et utiliser le champ de la **communication** afin de restaurer le niveau de conscience du patient.

Expression, relation et communication sont les objectifs prédominants de la pratique art-thérapeutique (objectifs généraux) en tant qu'ils « pré–valent » aux objectifs intermédiaires que l'art-thérapeute posera au cours de la prise en charge (en fonction de l'apparition de phénomènes associés et selon les différents sites d'action).

Nous verrons en quoi la notion de « vie de relation » est primordiale chez les sujets souffrant de traumatismes crâniens graves et comment la communication est une des conditions essentielles du bon déroulement de la rééducation.

---

[42] COLOMBEL J.-C., BOUFFARD-VERCELLI M., FILIPETTI P., GALTIER F., ISAMBERT J.-L., SOLER J.-M. dans *Aspects psychopathologiques de la notion de réaction au traumatisme crânien* ; Editions Masson, 1987-Paris, J. Réad. Méd., 1987, 7, n°2, de la p.54 à la p.61.

[43] MERLEAU-PONTY dans *Phénoménologie de la perception* Editions Gallimard 1945 ; p.241.

4.5 L'expression peut aider à retrouver des liens de familiarité :

La pratique régulière de l'activité artistique conforte le patient dans sa capacité d'échange et lui redonne confiance en lui. Le pouvoir relationnel de la musique tisse des liens de familiarité à corréler à la notion de confiance en soi. De la multiplication des « moments » (dans les sens temporel ainsi que phénoménologique du terme) de confiance en soi peut découler la conscience d'exister.

L'art-thérapeute évitera au patient les sensations d'étrangeté. Les processus utilisés sont :
- La reproduction systématique d'expériences sensorielles reconnues par le patient (froid, chaud, clair, foncé, vibrant, statique, grand, petit, lourd, léger…).
- La mise en relation de l'expérience sensorielle avec le langage : verbaliser la taille, la couleur ou le poids d'un instrument de musique
- L'utilisation répétée des sons et des formes dont l'association est familière, dont la globalité n'est pas étrangère.
- L'usage systématique de l'auto-évaluation.

L'auto-évaluation du patient est à pratiquer invariablement, quelles que soient les situations de pratique artistique ; elle consiste à :

- vérifier que le patient sait où il est et ce qu'il y fait,
- permettre au patient de comparer et analyser son activité à chaque morceau ou exercice, le questionner à ce sujet,
- observer quels sont les signes ou les mots qui procèdent de la confiance en soi : à chaque lien de familiarité observé, rendre compte du niveau de confiance qui découle de l'absence d'échec et s'assurer que le patient l'exprime,
- discerner ce qui (sur le mode verbal ou non) permet de constater de la conscience de soi (ou sentiment de soi) et vérifier que le patient manifeste son existence,
- distinguer si la conscience d'exister s'exprime au cours de la séance.

Confiance en soi, conscience de soi et conscience d'exister seront développées et argumentées dans la deuxième partie, à l'occasion de la justification des items choisis. L'apparition de ces items sera toujours révélée à travers la pratique de la musique, et non soutenue par un interrogatoire oral, sujet à interprétation.

DEUXIEME PARTIE

LE SERVICE DE MEDECINE PHYSIQUE ET DE READAPTATION DU CENTRE HOSPITALIER DE BLOIS A SOUTENU LA MISE EN PLACE D'UNE EXPERIENCE DE PRISE EN CHARGE EN ART-THERAPIE AUPRES DE TRAUMATISES CRANIENS GRAVES.

I.   LA MISE EN PLACE DU CADRE DE L'EXPERIENCE EST DELIMITEE PAR LA STRUCTURE INSTITUTIONNELLE :

1- Le service de Médecine Physique et de Réadaptation répond à des critères particuliers au sein du Centre Hospitalier de Blois :

1.1 Les unités de kinésithérapie, orthophonie et ergothérapie sont séparées du 9ème étage de Médecine Physique et de Réadaptation :

Le Centre Hospitalier de Blois accueille environ 30 000 patients par an. Chaque service est scindé en deux unités distinctes d'environ 33 lits chacune (le troisième étage par exemple est occupé par la chirurgie de semaine d'un côté et par la chirurgie viscérale et hospitalisation de l'autre). Seul le 9ème et dernier étage est entièrement réservé à l'unité de Médecine Physique et de Réadaptation.

Au 9ème étage, le chef de service et le praticien hospitalier travaillent avec l'équipe suivante :

- Un cadre-infirmier (C.I.).
- Une équipe d'infirmières (I.D.E.) : 8 personnes.
- Une équipe d'aides soignantes (A.S.) : 12 personnes.
- Des agents de service hospitalier (A.S.H.) : 2 personnes.

La collaboration étroite et permanente instaurée entre le service M.P.R.[44] et les équipes paramédicales qui exercent au rez-de-chaussée est une particularité de l'hôpital; cette équipe est constituée de :

- 10 kinésithérapeutes
- 2 ergothérapeutes
- 2 orthophonistes

---

[44] M.P.R. : Médecine Physique et de Réadaptation

Le médecin chef et le praticien hospitalier du service M.P.R. assurent un lien constant entre l'équipe soignante du 9ème étage (cadre-infirmier, infirmières et aides soignantes) et l'équipe paramédicale en tant qu'ils effectuent :

> les soins médicaux avec les patients hospitalisés au 9ème étage,
> les consultations externes au rez-de-chaussée,
> la gestion des bilans d'uro-dynamique.[45]

L'équipe de rééducation fonctionnelle (kinésithérapeutes, ergothérapeutes, orthophonistes…) assure avec l'équipe infirmière la visite hebdomadaire au lit des patients (le mardi matin entre 9h et 12h). C'est l'occasion de partager les observations, les bilans, de faire part de l'évolution des patients et de mettre en place de nouveaux objectifs.

1.2 Une des particularités du service M.P.R. est d'accueillir les patients à moyen et long terme :

Les patients admis en Médecine Physique et de Réadaptation sont majoritairement victimes de pathologies fonctionnelles à rééducation et réadaptation lentes. Contre un temps moyen de 3 à 5 jours d'accueil au Centre Hospitalier, le service M.P.R. prend en charge les patients de quelques jours à plusieurs années et les projets de soin et de vie s'en trouvent modifiés.

Cette singularité nous a permis d'envisager des prises en charge en art-thérapie suffisamment élaborées pour que l'exploitation du phénomène artistique ait toutes ses valeurs thérapeutique et humanitaire; Cinq séances sont indispensables, après lecture de l'anamnèse et établissement de la fiche d'ouverture, en deçà de quoi la prise en charge est réduite à une activité d'animation. Les pathologies les plus fréquemment observées sont :

• les A.V.C.,[46]
• les pathologies neurologiques (sclérose en plaque, tétraplégie, hémiplégie, paraplégie…),
• la maladie de Parkinson,
• les pathologies liées au diabète,
• les tumeurs,
• les pathologies de la colonne vertébrale,
• les polytraumatismes,
• les traumatismes crâniens graves.[47]

Ce sont ces derniers qui feront l'objet d'études de cas en art-thérapie.

---

[45] « Uro-dynamique » : exploration du système urinaire dans les pathologies neurologiques.
[46] AVC : Accident Vasculaire Cérébral. Dictionnaire des termes de médecine Le Garnier Delamare – Editions Maloine – 25° édition – Tours 1999 : « Complication encéphalique aiguë d'une maladie vasculaire. Il peut s'agir d'un ramollissement vasculaire cérébral ou bien d'une hémorragie cérébrale ou cérébroméningée. »
[47] « pathologie » : selon le Dictionnaire des termes de médecine Le Garnier Delamare – Edition Maloine – 25° édition – Tours 1999 ; dans le 2° sens : « inventaire des maladies classées selon divers critères. Par exemple « pathologie respiratoire », « pathologie infectieuse » » et dans ce cas précis « pathologie neurologique » en ce sens que les conséquences du traumatisme crânien grave sont d'ordre pathologique.

1.3 *La spécificité et les modalités de fonctionnement du service M.P.R.*
favorisent la mise en pratique de l'art-thérapie :

a) La rencontre avec les médecins du service a été décisive :

L'intégration d'un art-thérapeute dans un service de soin n'est pas sans rapport avec les affinités qu'ont entretenues les médecins avec l'art. Ainsi, les soignants (y compris certaines personnes du service infirmier), ont, à Blois, largement collaboré à la bonne implantation de l'activité. Les raisons sont diverses, et l'on a pu constater chez ces soignants :

- une bonne connaissance de l'art et un intérêt pour la musique, avec de nombreux échanges d'idées,

- une reconnaissance de mon statut d'artiste (plusieurs médecins de l'hôpital sont régulièrement spectateurs des concerts que je propose).

Ces dispositions ne suffisent évidemment pas à convaincre des bienfaits de l'art-thérapie, la pratique étant encore le meilleur plaidoyer, mais elles contribuent à mettre l'art-thérapeute dans un espace d'écoute et d'échange.

Le médecin chef du service M.P.R., le directeur qualité et le directeur du Centre Hospitalier ont signé avec l'AFRATAPEM [48], une convention de stage d'une durée d'un an (janvier 2002 à janvier 2003).

C'est à la suite des «grandes visites » (visites hebdomadaires de toute l'équipe auprès de chaque patient du service) que s'est déterminée ma volonté d'agir auprès des personnes traumatisées crâniennes graves accueillies dans le service. J'ai rapidement été sensibilisée aux perturbations dans la prise en charge, générées par la lenteur de l'évolution des patients, associée à des comportements épuisants pour toute l'équipe.

L'enseignement théorique acquis à l'école de Tours (AFRATAPEM) me donne la possibilité de soumettre une démarche en art-thérapie à dominante musique afin de restaurer les déficits de communication que présentent ces patients.

b) L'unité entre le service M.P.R. et l'équipe pluridisciplinaire procède d'une cohésion expérimentée:

Les liens transdisciplinaires déjà longuement éprouvés ont également été une garantie d'insertion ; l'addition d'une nouvelle discipline n'a pas manqué d'interroger sur le contenu, mais jamais sur sa pertinence aux côtés de pratiques déjà existantes dans l'institution.

---

[48] AFRATAPEM : Association Française de Recherches & Applications des Techniques Artistiques en Pédagogie et Médecine..

2- C'est par la détermination d'un protocole adapté au service que l'art-thérapeute s'inscrit dans l'institution :

2.1 La fiche d'observation est établie à partir du modèle de l'AFRATAPEM :

La fiche d'observation suggérée par l'AFRATAPEM (*voir le modèle en Annexe 3*) a servi de modèle à l'élaboration de l'évaluation.

Pour commencer, nous avons tenu compte du tableau clinique du patient, de ses déficits, de ses comportements ; la lecture de l'anamnèse permet d'effectuer une prise en charge à partir des capacités préservées.

La fiche d'ouverture comporte en priorité :

➢ L'**identification** du patient ;
➢ L'**anamnèse** du patient (en se référant au dossier médical, l'art-thérapeute analysera le dossier médical afin de maîtriser au mieux ce qui reste de sain chez le malade) ;
➢ Le degré d'**implication** du patient dans les objectifs de **soin** (vérification du niveau d'adhésion au traitement, de l'implication dans le soin et de l'acceptation du déficit) ;
➢ L'**intention** et les **goûts artistiques** du patient ;
➢ Les **méthodes** envisagées (choix d'une technique artistique : dessin, chant ou instruments à percussion) ;
➢ Les **objectifs** de l'équipe et de l'art-thérapeute ;
➢ Le choix et la justification du choix, d'**items** et/ou de **faisceaux d'items** (ainsi que l'explication des mesures, grilles et tableaux d'évaluation) ;
➢ Les **capacités neuro-psycho-physiologiques** du patient (les fonctions sensori-motrices et le comportement) ; cette rubrique sous-tend bien sûr l'intérêt porté :
  ▪ au déroulement du **phénomène artistique** (impression, intention, action, production) ;
  ▪ aux **capacités esthétiques** (goût, plaisir, émotion et facultés critiques) ;
  ▪ aux **capacités relationnelles** du patient (expression, communication, relation, implication relationnelle).

Les différentes informations sont inscrites dans un tableau, rempli à chaque séance. Nous allons voir comment le protocole de prise en charge, le choix des objectifs, l'observation, l'évaluation et l'analyse de la prise en charge ont été déterminés.

2.2 *Il convient que le protocole de prise en charge soit précisément défini :*

a) Les objectifs doivent être communs :

Nous avons très rapidement proposé une réunion au service de soin, afin de l'informer des modalités d'exercice en art-thérapie. Nous avons exposé les fondements de l'activité :
- enseignement,
- objectifs,
- moyens d'actions,
- projets,

autant de questions qu'il s'avérait nécessaire d'élucider. Cette communication a donné un sens à la place de l'art-thérapie dans le service et permis un échange verbal que les circonstances de fonctionnement n'autorisent pas toujours.

Nous avons également rédigé un fascicule de 45 pages, intitulé *L'art-thérapie en milieu hospitalier*, que nous avons distribué :
- aux médecins,
- aux cadre-infirmiers,
- à l'équipe de soin (infirmières, aides-soignantes),
- aux kinésithérapeutes, ergothérapeutes et orthophonistes,
- aux services administratifs,
- et à la direction de l'hôpital (directeur, directeur qualité, directeur des ressources humaines, directeur des soins infirmiers, cadres supérieurs, comité de médecins de l'hôpital).

Au terme de ces préambules, l'équipe comprendra mieux l'intérêt de la transmission d'informations et de l'usage d'objectifs communs.

b) L'indication du médecin est indispensable :

Pour que les séances soient programmées, nous exigerons invariablement, l'aval du médecin et du patient.

Les ateliers d'art-thérapie sont accessibles à tous les patients qui souhaitent s'y rendre à condition que la prise en charge soit établie consécutivement à l'indication d'un des médecins du service.

A l'occasion de la visite hebdomadaire, le médecin propose à certains patients une prise en charge en art-thérapie. Je rencontre ensuite chaque patient et lui explique en quoi consiste l'atelier. Je m'enquiers rapidement des capacités esthétiques des patients, ainsi que de leur détermination à effectuer la prise en charge.

Qu'il s'agisse de sujets conscients ou de personnes très perturbées par le traumatisme (dont la conscience est altérée), l'enjeu thérapeutique de l'atelier est clairement établi, expliqué ; les patients ne sont pris en charge qu'avec leur consentement.

c) La contexture[49] de l'atelier

La création de l'atelier a requis six mois d'immersion dans le service pendant lesquels le temps a été partagé entre :

-   rechercher un espace pour l'activité,
-   m'informer du fonctionnement de l'hôpital,
-   étudier les dossiers médicaux des patients,
-   approfondir mes connaissances auprès des soignants, de façon à davantage définir les axes de mon mémoire.

La portée thérapeutique de l'activité est inhérente au temps et à la qualité de l'immersion dans l'action artistique, mais le temps de chaque séance est avant tout conditionné par le tableau pathologique du patient ; ainsi, les personnes traumatisées crâniennes graves sont très fatigables, et le temps de concentration et d'attention en dépendent. Il faudra alors prévoir des séances de moindre durée, privilégiant un travail qualitatif à long terme, plutôt qu'une action quantitative à brève échéance.

Les horaires des séances individuelles dépendent des soins déjà prescrits (examens médicaux, radiologiques, séances de kinésithérapie, ergothérapie et orthophonie, consultation avec le médecin psychiatre…).

Les séances se déroulent :

-   le mardi de 13h à 16h 30, pour les séances individuelles,
-   le mercredi de 14h 30 à 16h 30, concernant les ateliers collectifs.

L'atelier d'art-thérapie ne doit pas se dérouler dans une pièce trop exiguë ; en effet, les patients se déplacent fréquemment en fauteuil roulant, assis ou allongés. La promiscuité est facteur d'angoisse pour des patients dont les repères spatio-temporels sont perturbés. Les personnes traumatisées crâniennes graves supportent mal les contacts inattendus à plus forte raison lorsqu'ils procèdent du comportement agressif de patients analogues (concernant le syndrome frontal post-traumatique par exemple).

L'atelier se déroulera dans un cadre formel précis, bien défini, accessible à tous et dont la variabilité est toujours contrôlée par l'art-thérapeute.

---

[49] La "contexture plutôt que le contexte : il s'agit bien ici de viser la structure dynamique du lieu dans le sens où c'est de la manière dont les éléments d'un tout se présentent que dépend le déroulement de la séance ; on pourrait comparer la contexture du lieu à celle de l'œuvre d'art, dont les éléments, pris séparément et additionnés, ne produiront jamais le même effet que les éléments dans leur acception globale. On peut à ce sujet alléguer la définition de la théorie de la forme, la « Gestalttheorie » qui explique que « la perception n'est pas la somme de sensations séparées mais l'appréhension globale d'une structure. » Le petit Robert des noms propres – France 1995.

La pièce devra engager le patient par un abord esthétique : un lieu accueillant, agréable et suffisamment neutre pour permettre à l'expression de se manifester.

L'art-thérapeute doit veiller à ce que :

➢ le rythme des séances soit régulier (hebdomadaire si possible) et respecté par les patients,
➢ le dispositif technique soit prêt avant la séance (instruments de musique, partitions, textes de chansons, peintures, crayons, papier…),
➢ les patients respectent le matériel (utilisation et rangement), le lieu et le travail des autres patients.

La présence d'un soignant, d'un co-thérapeute ou d'un parent sera tolérée après un examen au cas par cas de la situation. L'art-thérapeute est seul en mesure d'apprécier les conditions de la prise en charge. Lorsque les déficits et/ou les handicaps[50] sont très importants, une aide paraît profitable, fondée sur une corrélation d'engagement entre l'art-thérapeute et l'assistant, garantie de la protection et du respect du patient.

Un visiteur hospitalier (personne accompagnant et visitant bénévolement les patients, dans le cadre d'un accord avec le Centre Hospitalier) a systématiquement accompagné les patients lors des ateliers de groupe du mercredi ; il reste parfois et, comme toute personne extérieure à l'hôpital entrant dans l'atelier (famille, amis), il a participé à l'activité.

L'atelier est un territoire où l'expression est encouragée, par conséquent, la primauté est accordée à la parole du patient qui pourra à tout moment souhaiter que les visiteurs, les parents ou les amis quittent le lieu.

---

[50] Ces différentes notions sont à bien définir ; ainsi la déficience correspond à toute perte de substance ou altération d'une structure ou d'une fonction psychologique, physiologique ou anatomique. La manifestation de la déficience est un état pathologique au niveau des organes et/ou des fonctions , l'incapacité est la réduction partielle ou totale de la capacité d'accomplir une activité d'une façon ou dans les limites considérées comme normales de l'être humain, alors qu'une personne qui est handicapée en raison des troubles physiques ou mentaux présente une incapacité qui interdit ou limite son insertion dans la vie professionnelle et sociale. Ces différentes notions considèrent la problématique à des niveaux d'organisation différents (pathologiquement, puis, conséquence de la déficience, dans la capacité de faire par rapport à une norme et enfin par la conséquence socio-professionnelle de l'incapacité). Ainsi, de la déficience découle l'incapacité, dont la conséquence est le handicap.

3- Présentation de l'observation et du modèle de la grille d'évaluation :

3.1 L'art-thérapeute étaye son évaluation sur une observation prolongée :

a) L'observation écrite est la garantie d'une analyse ultérieure intègre :

• La mémoire est faillible :

Le temps modifie l'accès aux souvenirs et la mémoire des séances se révélera altérée ; c'est pourquoi le recueil des informations doit être rédigé.

Au terme de chaque séance, nous avons réuni par écrit les renseignements les plus pertinents, avant de les synthétiser dans les grilles d'évaluation.

• L'écrit suppose le dépôt formel des items :

L'item (la plus petite unité observable) est l'élément fondamental de l'évaluation. Il a permis une appréciation précise de la nature et de la modalité des comportements ou des réactions des patients. Ces items seront regroupés par faisceaux d'items.

• L'écrit agrège l'observation à l'examen critique :

La lecture des annotations engage à l'analyse : l'écrit induit une distanciation entre le moment de l'observation et celui de la réflexion ; cet espace contribue à enrichir et accroître l'opération critique ; l'examen rétroactif aura par conséquent une valeur prédictive.

b) La qualité de l'évaluation dépend du temps d'observation :

• La variété des comportements demande une longue observation :

Il convient de préciser que les rubriques de la grille d'évaluation ne peuvent être complétées dès la première séance, d'autant qu'il s'agit parfois de patients très déficitaires et pour lesquels le recueil des informations exigera du temps. C'est pourquoi l'art-thérapeute devra reprendre cette fiche tout au long de la prise en charge afin de la parfaire.

• Un changement de lieu peut interagir et fausser l'observation :

Nous avons constaté combien l'environnement influait sur les personnes traumatisées crâniennes graves ; il n'y a d'évolution possible qu'à partir d'un cadre spatio-temporel bien défini et respecté ; ainsi, il a fallu tenir compte, au moment de l'observation, des interférences éventuelles comme les changements de lieu, d'horaire ou de date (nous pouvons préciser à ce sujet que les séances d'art-thérapie ont de temps à autre été malmenées par les priorités organisationnelles de l'administration de l'hôpital).

▪ L'observation est d'autant plus précise et pertinente qu'elle est travaillée :

L'art-thérapeute utilise donc des outils d'évaluation spécifiques à sa pratique et le plus possible en corrélation avec les besoins du patient. La méthodologie sera stricte, minutieuse, analysée et critiquée à chaque séance.

▪ Les changements d'équipe et l'évolution des patients impose la réalisation de bilans :

Les infirmières se partagent la journée en trois équipes distinctes ; celles-ci sont variables, c'est pourquoi il faudra régulièrement rencontrer les équipes afin d'examiner à nouveau le cas de chaque patient pris en charge en art-thérapie.

Enfin, l'art-thérapeute corrélera son évaluation aux exigences de l'équipe, veillant à toujours suivre au plus près les objectifs généraux de cette dernière.

3.2 La détermination des objectifs :

L'insertion et l'adoption dans le service M.P.R. de l'atelier d'art-thérapie exige une exposition précise des objectifs.

Les objectifs généraux de l'atelier d'art-thérapie concernent :

➢ un travail visant l'expression artistique afin qu'au travers d'une implication relationnelle, le patient explore ses facultés de communication,
➢ l'utilisation et le développement des capacités afin de recouvrer de la confiance en soi et un sens à la notion d'existence.

Des objectifs intermédiaires vont être posés tout au long de la prise en charge. Ils viseront des sites d'action plus précis, en fonction de l'évolution du patient et seront plus distinctement corrélés aux objectifs de l'équipe.

Ces nouveaux objectifs sont indiqués en haut des séries d'évaluation destinées au dossier médical ; ces dernières couvrent 5 semaines d'observation chiffrée, dont émanent des histogrammes qui présentent une plus grande clarté à l'examen.

Les objectifs intermédiaires visent à :

> ➤ manger per os[51] et s'asseoir dans le lit ;
> ➤ réactiver le carrefour aérodigestif par la pratique du chant;
> ➤ être mis en fauteuil et descendre en salle d'art-thérapie ;
> ➤ améliorer le comportement dans le service ;
> ➤ accroître l'implication relationnelle (avec les patients et les soignants).

3.3 *La définition des items et des faisceaux d'items* :

Nous avons choisi de regrouper les items par faisceaux pour favoriser la lecture des grilles et des histogrammes ; nous en exposons à présent la description et la justification :

Les items du faisceau n° 4 ont été choisis à partir de l'étude et des réflexions élaborées dans la première partie du mémoire : « *5- la conscience de la réalité est un processus à restaurer.* »

Il convient de préciser que nous n'avons pas prétendu opérer sur l'intégralité du processus existentiel, mais sur les questions qui relèvent de l'implication du patient dans l'acte thérapeutique; puisque l'art-thérapeute détient un outil d'évaluation particulièrement adapté à ce type d'exploration, il nous semble appréciable que l'équipe mesure de cette manière les capacités d'engagement du patient dans le processus de soin.

En outre, il est autorisé de penser que l'évolution du patient occasionne, à l'avenir, une intervention plus complète dans le domaine du processus existentiel.

Le choix des items est déterminé à partir de l'observation recueillie pendant les séances, ainsi qu'au cours de la vie du patient dans l'hôpital. Les informations seront mémorisées puis transcrites sur ordinateur en fin de séance, décryptées puis organisées méthodiquement afin d'édifier l'armature des grilles d'évaluation.

---

[51] Per os : par la bouche

Les items se décomposent en 4 groupes (ou faisceaux d'items) pour permettre la lisibilité des objectifs de travail ; ainsi :

- le 1er groupe concerne le phénomène artistique pendant la séance ; il s'agit d'observer chez le patient, les différentes phases du phénomène artistique : aux trois items de bases (*intention, action, production*), nous joignons *l'intérêt* (en tant que « curiosité », sorte d'aptitude à se « disposer à » l'intention qui en émane[52]) ; Les personnes traumatisées crâniennes graves ont de tels troubles de l'exécution qu'il est nécessaire d'observer et d'analyser avec finesse tous les phénomènes antérieurs à l'action. Nous ajoutons également *la joie* car c'est un « sentiment d'exaltation ressenti par toute la conscience »[53]; cela autorise à penser que la joie ressentie et manifestée par le patient peut être inhérente à l'activité en cours de réalisation.

- le 2ème groupe détaille différents moyens mis en œuvre par le patient pour accéder à la production artistique. Ces items pourront ensuite être repris afin d'être confrontés aux bilans psycho-neurologiques du médecin, de l'orthophoniste, du kinésithérapeute ou de l'ergothérapeute.

- Le 3ème groupe évalue le comportement du patient. Il a été nécessaire d'observer la quantité de phrases stéréotypées prononcées ; en effet, ce mécanisme de défense contre l'angoisse est inhérent à la pathologie des patients T.C.C.[54].

- Le 4ème groupe enfin, cherche à mettre en évidence le degré de conscience du patient. La personne souffrant d'un traumatisme crânien grave a particulièrement besoin :

   - d'une corrélation efficiente entre ses sensations et leur représentation symbolique,
   - de ressaisir et de s'approprier une image de son corps,
   - de récupérer un sens critique,
   - de consentir à participer à la rééducation,
   - d'intégrer si possible son accident et son handicap.

---

[52] Le terme « intérêt » nous paraît décrire un processus plus statique que « intention » ; l'intérêt réside en un état d'appétence intellectuelle, sorte de faculté acquise qui, à un moment donné, permet au sujet de mesurer l'importance (du latin « interest », « il importe ») ou la valeur du phénomène ressenti ; « état de l'esprit qui prend part à ce qu'il trouve digne d'attention, à ce qu'il juge important » selon le dictionnaire Le Robert ; ce qui retient l'attention, de façon statique, précède l' « in-tensio » (le « tendu-vers » dynamique de l'intention) qui prépare déjà à la réalisation d'un objectif.

[53] définition du Petit Robert.

[54] TCC : Traumatisme Crânien Cortical ou Cérébral.

Faisceau N ° 1 : Le phénomène artistique chez le patient[55]

L'INTERET :
savoir si le patient est attentif et éprouve de la curiosité pendant la séance :
- 0 : pas d'intérêt perçu
- 1 : une attention mitigée
- 2 : une attention soutenue
- 3 : de l'intérêt verbalisé

L'INTENTION :
savoir si la volonté de produire une activité tendue vers un but esthétique a été exprimée par le patient et à quel degré :
- 0 : pas de volonté exprimée
- 1 : volonté exprimée une fois
- 2 : volonté exprimée plusieurs fois
- 3 : volonté permanente

L'ACTION :
savoir si le patient a mis en œuvre les moyens d'accéder à la production de l'œuvre (méthode, technique) et à quel degré :
- 0 : pas d'action
- 1 : dirigé (guidé par l'art-thérapeute pendant l'action)
- 2 : semi-dirigé (parfois aidé par l'art-thérapeute)
- 3 : libre (l'action se crée d'elle-même)

LA PRODUCTION :
savoir si la réalisation a abouti pendant la séance :
- 0 : pas de production
- 1 : production stoppée
- 2 : production inachevée
- 3 : production achevée

LA JOIE:
savoir si le patient a éprouvé de la satisfaction, s'il a souri pendant la séance :
- 0 : pas de signe perçu
- 1 : comportement détendu sans sourire
- 2 : le patient sourit parfois
- 3 :sourire permanent et expression verbale de la satisfaction

---

[55] Une partie des items provient du livre *Tout savoir sur l'art-thérapie* de Richard FORESTIER, Editions Favre, France, 2000, annexes IV-A et IV-A',p.132 et 133 ; sur le phénomène artistique, p.74.

Faisceau N ° 2 : La technique du patient pendant la production

LE RESPECT DU MODELE :
savoir si le patient a reproduit le modèle proposé par lui ou par l'art-thérapeute :
- 0 : pas perçu
- 1 : un peu
- 2 : moyennement
- 3 : beaucoup

LE RESPECT DES CONSIGNES :
savoir si le patient a intégré puis exécuté les consignes données par l'art-thérapeute :
- 0 : pas perçu
- 1 : un peu
- 2 : moyennement
- 3 : beaucoup

LA DEXTERITE :
savoir à quel degré d'adresse manuelle le patient produit l'œuvre, quelle est son aisance d'exécution :
- 0 : pas perçu
- 1 : un peu
- 2 : moyennement
- 3 : beaucoup

LE RYTHME :
savoir à quelle vitesse se déroule l'action du patient, l'allure à laquelle il exécute l'acte artistique :
- 0 : pas perçu
- 1 : un peu
- 2 : moyennement
- 3 : beaucoup

POSITION ADAPTEE :
savoir si le patient a modifié la position de son corps afin d'avoir une action corrélée à son intention :
- 0 : pas perçu
- 1 : un peu
- 2 : moyennement
- 3 : beaucoup

LA DUREE DE LA SEANCE :
- 0 : absent
- 1 : de 0 à 30 minutes
- 2 : de 30 minutes à 1 heure
- 3 : plus d'1 heure

LA CONCENTRATION :
concerne le temps de concentration :
- 0 : pas perçu
- 1 : un peu
- 2 : moyennement
- 3 : beaucoup

Faisceau N° 3 : L'humeur et le comportement du patient pendant la séance

L'ANXIETE :
- 3 : pas perçu
- 2 : un peu
- 1 : moyennement
- 0 : beaucoup

L'HUMEUR DEPRESSIVE :
- 3 : pas perçu
- 2 : un peu
- 1 : moyennement
- 0 : beaucoup

L'AGITATION :
- 3 : pas perçu
- 2 : un peu
- 1 : moyennement
- 0 : beaucoup

PLAINTE DE DOULEURS :
- 3 : pas perçu
- 2 : un peu
- 1 : moyennement
- 0 : beaucoup

LA FATIGABILITE :
- 3 : pas perçu
- 2 : un peu
- 1 : moyennement
- 0 : beaucoup

LA DESINHIBITION :
- 3 : pas perçu
- 2 : un peu
- 1 : moyennement
- 0 : beaucoup

L'HOSTILITE :
- 3 : pas perçu
- 2 : un peu
- 1 : moyennement
- 0 : beaucoup

PHRASES STEREOTYPEES :
- 3 : pas perçu
- 2 : un peu
- 1 : moyennement
- 0 : beaucoup

La notation de ces items est inversée afin que les courbes affichent des histogrammes élevés pour révéler un comportement amélioré (et bas en cas de difficultés).

Faisceau N ° 4 : La réorganisation de la conscience du patient

LA CONSCIENCE D'EXISTER : s'il n'y a pas d'échec entre l'expérience corporelle et la représentation symbolique qui lui est attribuée, le patient acquiert une conscience de la réalité qui lui donnera accès au sentiment d'exister ; cet item sera validé en observant les liens de familiarité :
- 0 : décalage permanent entre la représentation symbolique et l'objet
- 1 : un sentiment de déjà vécu
- 2 : plusieurs liens de familiarité
- 3 : reconnaissance du monde qui l'entoure

LA CONSCIENCE DE SOI : c'est la prise de conscience par le patient de ses déficits, de leur impact sur sa vie, de la nécessité de corréler ses projets à ses capacités :
- 0 : pas perçu
- 1 : peu de conscience des déficits
- 2 : conscience des déficits exprimée plusieurs fois
- 3 : conscience des déficits

LA CONFIANCE EN SOI : il s'agit de la participation active et de l'adhésion au traitement (ainsi qu'aux différentes thérapies proposées dans le service). Le patient montre une volonté d'améliorer ses fonctions cognitives et souhaite changer ses comportements indésirables ou inefficaces :
- 0 : pas de participation perçue
- 1 : un peu de participation
- 2 : participation moyenne
- 3 : beaucoup de participation

L'ESTIME DE SOI : le patient maîtrise les stratégies d'adaptation et de résolution de problèmes et devient capable d'auto-évaluation :
- 0 : pas perçu
- 1 : un problème résolu
- 2 : plusieurs moments d'adaptation et de stratégie
- 3 : stratégie, adaptation et auto-évaluation

L'ACCEPTATION : c'est la prise de conscience par le patient que la vie après l'accident ne peut plus être la même, qu'il est différent :
- 0 : pas perçu
- 1 : exprimé une fois
- 2 : début de prise de conscience
- 3 : acceptation

RELATION AVEC L'ART-THERAPEUTE :
- 0 : pas perçu
- 1 : un peu
- 2 : moyennement
- 3 : beaucoup

RELATION AVEC LES PATIENTS :
- 0 : pas perçu
- 1 : un peu
- 2 : moyennement
- 3 : beaucoup

3.4 Le modèle de grille d'évaluation :

Séances **S** à **S Objectifs :**

Faisceau n° 1 : Le phénomène artistique pendant la séance						
Séances						TOTAL
L'intérêt						
La joie						
L'intention						
L'action						
La production						
TOTAL						

Faisceau n° 2 : La technique du patient pendant la production						
Séances						TOTAL
Respect du modèle						
Respect des consignes						
La dextérité						
Le rythme						
La concentration						
Position adaptée						
La durée de la séance						
TOTAL						

Faisceau n° 3 : L'humeur et le comportement du patient pendant la séance						
Séances						TOTAL
L'anxiété						
L'humeur dépressive						
L'agitation						
La plainte de douleurs						
La fatigabilité						
La désinhibition						
L'hostilité						
Phrases stéréotypées						
TOTAL						

Faisceau n° 4 : La conscience et le comportement relationnel du patient						
Séances						TOTAL
La conscience d'exister						
La conscience de soi						
La confiance en soi						
L'estime de soi						
L'acceptation						
Relation avec l'art-thérapeute						
Relation avec les patients						
TOTAL						

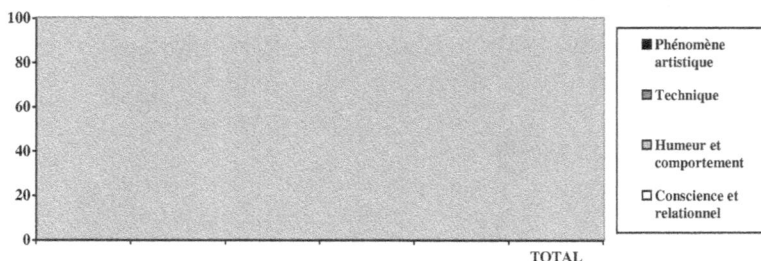

II.   ETUDE DE CAS :

L'étude de cas que nous allons présenter a été choisie en considération du temps passé par le patient dans le service : à mon arrivée, Mlle G. était à l'hôpital de Blois depuis 8 ans, les autres traumatisés crâniens graves venaient d'entrer dans le service.

A partir de cette différence temporelle d'installation dans la pathologie, nous avons émis des observations concernant l'impact sur l'équipe et le malade, lors des prises en charge au long cours. Les difficultés rencontrées avec Mlle G. ont pu être discutées afin que la prise en charge d'autres patients se montre de meilleure qualité et n'aboutisse pas au « nursing de base [56]» dont souffre sans doute Mlle G.

A la fin de chaque séance, nous avons rempli un tableau destiné à l'observation écrite. Celui-ci est ouvert par la rédaction de l'anamnèse.

1- Mlle G. :

1.1 *L'anamnèse :*

L'établissement d'une anamnèse succincte et lisible a requis plusieurs séances en raison de la taille volumineuse du dossier médical de Mlle G. (l'accident date de février 1994).

Lors des transmissions ou des échanges interdisciplinaires, les soignants qui connaissent la patiente depuis longtemps ont pu omettre certains détails (ayant l'air évident), dont l'évocation est pourtant constitutive de la réussite des prises en charge ; une investigation personnelle s'est alors avérée utile, auprès de la famille (la mère et le frère).

L'anamnèse proposée repose essentiellement sur le compte rendu de kinésithérapie. Celui-ci est un révélateur éloquent des conséquences habituelles de la prise en charge des traumatisés crâniens graves :
-    « érosion » de l'implication de l'équipe soignante,
-    établissement de conduites stéréotypées avec le patient,
-    attitudes de rejet vis-à-vis des comportements agressifs du malade.

Le compte rendu de kinésithérapie explique bien, par ailleurs, les troubles et les déficits, ainsi que l'histoire du patient dans les différents lieux de soin.

---

[56] « Nursing de base » : ensemble des soins infirmiers indispensables ; ils concernent principalement l'alimentation (gavage par sonde de gastrostomie) et l'hygiène (la toilette, l'élimination et la continence) . Le nursing de base sous-entend ici qu'aucune autre prise en charge ne convient au patient (kinésithérapie, ergothérapie, orthophonie…).

Nom : G. Prénom : --- Situation familiale : Célibataire, pas d'enfant	Profession : Date de naissance :	Mannequin ; étudiante ; travailleur intérimaire. 13-12-1967

Date de la prise en charge : 13-03-02

Anamnèse :	Motif de l'hospitalisation : TCC grave le 9-02-1994 suite à un AVP, seule en cause avec voiture. Tutrice : la mère Sonde de gastrostomie [57] : posée le 16-03-01

Divers :	Compte rendu de kinésithérapie du vendredi 13 juillet 2001 :
	« *Hospitalisée depuis 1994 au 9ème MPR du CHBlois pour un traumatisme crânien grave évolutif et qui est actuellement en phase post-séquellaire. Mlle G. présente de tels troubles orthopédiques, neuro-moteur et des fonctions supérieures que les kinésithérapeutes qui se sont déjà occupés d'elle pendant son séjour au 9ème MPR, ne pensent pas que la kinésithérapie soit souhaitable et justifiée. Des bilans successifs ont déjà été faits à Blois mais également à Cerbère, Garches et ont tous conclu que Mlle G. avait besoin maintenant d'un nursing de base et devait bénéficier d'une installation correcte au fauteuil.*
	    Mlle G. présente des raideurs articulaires irréductibles. Au niveau de la motricité volontaire existante sur certains segments, Mlle G. ne peut s'en servir puisqu'elle a de grosses difficultés de contrôle, de concentration et de raisonnement. Elle ne peut prêter qu'une attention très limitée et peu soutenue sur une séquence de rééducation, elle devient vite énervée, s'agite et peut même se blesser. La verticalisation est depuis longtemps illusoire, voire douloureuse et même dangereuse car Mlle G. est très difficile à installer du fait de ses désordres orthopédiques et de son agitation lorsqu'elle souffre. Dès qu'elle reste un peu plus longtemps dans la salle, elle s'énerve, s'agite au point de se blesser.
	    Actuellement, Mlle G. descend en salle de kinésithérapie essentiellement dans un but psychologique et d'éveil. Cela est possible quand les effectifs kiné sont complets (surveillance +++) et lorsque Mlle G. peut être levée, préparée et mise en fauteuil. Si la nécessité d'une rééducation d'un autre type se fait sentir (éveil, psychomotricité, animation, prise en charge occupationnelle...), le service de kiné du CHBlois n'a ni les effectifs, ni les structures pour une telle prise en charge.
	    C'est pour cette raison que la rééducation a été arrêtée depuis 1999. Mlle G. est alors devenue beaucoup plus calme et moins agressive dans le service. Par respect pour Mlle G. et sa maman, les kiné ne souhaitent pas renouveler les expériences de reprise de la kiné qui n'est plus adaptée malheureusement à son état et qui vont même à l'encontre de son confort.

Objectifs Equipe :	Plus d'objectif, seulement un nursing de base.
Objectifs Art-Thérapie :	Que Mlle G. soit remise en fauteuil, qu'elle descende à l'atelier d'art-thérapie, qu'elle mange de nouveau et que les relations avec les soignants s'améliorent.

---

[57] Sonde de gastrostomie : sonde d'alimentation qui traverse la paroi de l'abdomen et communique directement avec l'estomac par un orifice (ou stomie). Elle est placée à l'aide d'un endoscope (Gastrostomie Percutanée Endoscopique : G.P.E.) ; elle est fixée par deux disques en silicone qui prennent en « sandwich » l'estomac et la paroi de l'abdomen. Elle est posée pour les nutritions artificielles à long terme.

1.2 *Les objectifs :*

Les **objectifs généraux** concernent :

> ➤ L'activité qui vise l'expression artistique de sorte qu'au moyen de la relation, le patient identifie ses possibilités de communication ;

> ➤ L'usage des aptitudes préservées pour récupérer de la confiance en soi et redonner un sens à la notion d'existence. Une reconnaissance sociale sera rétablie par le partage de l'activité artistique au sein de l'atelier de groupe.

Au cours de la prise en charge, nous posons objectifs intermédiaires dont les sites d'action sont ponctuels et définis selon l'évolution du patient.
Les objectifs intermédiaires, qui recouvrent 5 semaines d'observation, sont inscrits en haut des séries d'évaluation.

Les **objectifs intermédiaires** concernant Mlle G. conduisent à:

> ➤ **S 1 à S 5** [58]: manger par la bouche et s'asseoir dans le lit (la prise en charge se fait en chambre)
> ➤ **S 6 à S 10 :** réactiver le carrefour aérodigestif par la pratique du chant (prise en charge en chambre)
> ➤ **S 11 à S 15 :** Etre mise en fauteuil et descendre en salle d'art-thérapie (arrêt de la prise en charge si la patiente ne mange pas)
> ➤ **S 16 à S 20 :** améliorer le comportement dans le service (prise en charge en salle d'art-thérapie)
> ➤ **S 21 à S 25 :** accroître l'implication relationnelle (avec patients et soignants)

---

[58] S : Séance

1.3 *L'étude de cas :*

Une longue période d'immersion (3 mois) a été nécessaire pour que l'art-thérapeute trouve sa place dans le service et avant qu'un résultat ne se dégage de la pratique.

Les patients pris en charge en art-thérapie le sont de leur plein gré ; nous ne pouvons obtenir d'effet sensible lorsque les patients n'éprouvent aucune inclination pour l'activité artistique concernée.

Mlle G., bien que très profondément atteinte par le traumatisme, a montré immédiatement une grande attirance pour la musique, sans que ne s'installe de lassitude ou de mécontentement au cours des séances.

Séances 1 à 10 :

Pour commencer, nous avons été contraints d'établir une prise en charge dans la chambre, Mlle G. n'ayant **pas été levée (ni assise) depuis plusieurs années.**

Très rapidement, nous avons posé les objectifs auprès de Mlle G. ; j'ai fixé une stratégie afin d'inciter la patiente à s'alimenter de nouveau par la bouche ; voici ce qui a été présenté chaque semaine à Mlle G., afin qu'elle intègre la nécessité d'une prise en charge dans la salle d'art-thérapie:

A. Les muscles n'étant plus exploités depuis plusieurs années, comme « endormis », Mlle G. montre de graves difficultés de diction, une mauvaise gestion du souffle…

B. Le **chant sollicite tout l'appareil aérodigestif** et sa pratique favorise la **mobilité bucco-faciale** et du **souffle.**

C. **Pour chanter** dans de **bonnes conditions**, Mlle G. doit **descendre en salle d'art-thérapie**, où se trouve le matériel nécessaire à une pratique de qualité (petites et grandes percussions, synthétiseur, magnétophone et lecteur de disques compacts…).

D. Afin d'être en mesure de **descendre en atelier**, Mlle G. doit être mise **en fauteuil.**

E. Pour être installée **en fauteuil,** Mlle G. doit **s'alimenter** de nouveau **par la bouche**, car la position assise requiert des forces.

S1 à S5: 1[ier] contact et objectifs : **MANGER PAR LA BOUCHE ET S'ASSEOIR DANS LE LIT**

Séances	*Faisceau n° 1 : Le phénomène artistique pendant la séance*					
	13-03-02	**19-03-02**	**20-03-02**	**02-04-02**	**19-06-02**	**TOTAL**
L'intérêt	1	1	1	1	1	5
La joie	2	3	2	1	2	10
L'intention	3	3	1	2	2	11
L'action	0	2	2	2	3	9
La production	0	1	1	1	3	6
TOTAL	6	10	7	7	11	**41**

Séances	*Faisceau n° 2 : La technique du patient pendant la production*					
	13-03-02	**19-03-02**	**20-03-02**	**02-04-02**	**19-06-02**	**TOTAL**
Respect du modèle	0	2	2	1	2	7
Respect des consignes	0	2	2	2	3	9
La dextérité	0	1	1	1	2	5
Le rythme	0	0	2	1	2	5
La concentration	2	1	3	2	3	11
Position adaptée	0	1	1	1	1	4
La durée de la séance	2	2	2	2	2	10
TOTAL	4	9	13	10	15	**51**

Séances	*Faisceau n° 3 : L'humeur et le comportement du patient pendant la séance*					
	13-03-02	**19-03-02**	**20-03-02**	**02-04-02**	**19-06-02**	**TOTAL**
L'anxiété	3	1	1	2	3	10
L'humeur dépressive	2	3	1	3	3	12
L'agitation	1	2	1	2	2	8
La plainte de douleurs	3	3	2	2	3	13
La fatigabilité	3	2	2	1	2	10
La désinhibition	2	1	2	3	3	11
L'hostilité	3	3	2	3	3	14
Phrases stéréotypées	0	0	1	0	3	4
TOTAL	17	15	12	16	22	**82**

Séances	*Faisceau n° 4 : La conscience et comportement relationnel du patient*					
	13-03-02	**19-03-02**	**20-03-02**	**02-04-02**	**19-06-02**	**TOTAL**
La conscience d'exister	0	0	0	0	0	0
La conscience de soi	0	1	0	1	2	4
La confiance en soi	0	0	0	1	2	3
L'estime de soi	0	1	0	0	1	2
L'acceptation	0	0	0	0	0	0
Relation/art-thérapeute	1	2	2	1	3	9
Relation/patients	0	0	0	0	0	0
TOTAL	1	4	2	3	8	**18**

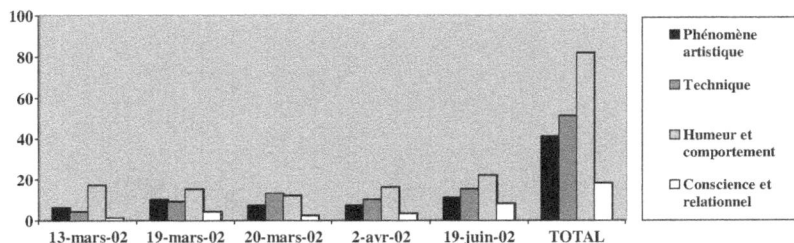

S6 à S10: REACTIVER LE CARREFOUR AERODIGESTIF PAR LA PRATIQUE DU CHANT

Faisceau n° 1 : Le phénomène artistique pendant la séance						
Séances	**17-07-02**	**18-07-02**	**24-07-02**	**31-07-02**	**21-08-02**	**TOTAL**
L'intérêt	X	X	1	1	1	3
La joie	X	X	2	2	1	5
L'intention	X	X	2	1	1	4
L'action	X	X	1	1	3	5
La production	X	X	1	1	3	5
TOTAL	X	X	7	6	9	**22**

X : séances n'ayant pas pu s'effectuer car la mère était présente et souhaitait s'occuper de sa fille.

Faisceau n° 2 : La technique du patient pendant la production						
Séances	**17-07-02**	**18-07-02**	**24-07-02**	**31-07-02**	**21-08-02**	**TOTAL**
Respect du modèle	X	X	1	1	1	3
Respect des consignes	X	X	1	1	1	3
La dextérité	X	X	1	1	2	4
Le rythme	X	X	0	0	3	3
La concentration	X	X	0	0	1	1
Position adaptée	X	X	2	0	1	3
La durée de la séance	X	X	1	2	1	4
TOTAL	X	X	6	5	10	**21**

Faisceau n° 3 : L'humeur et le comportement du patient pendant la séance						
Séances	**17-07-02**	**18-07-02**	**24-07-02**	**31-07-02**	**21-08-02**	**TOTAL**
L'anxiété	X	X	3	3	3	9
L'humeur dépressive	X	X	3	3	3	9
L'agitation	X	X	3	3	2	8
La plainte de douleurs	X	X	2	3	0	5
La fatigabilité	X	X	0	0	0	0
La désinhibition	X	X	3	3	3	9
L'hostilité	X	X	3	3	3	9
Phrases stéréotypées	X	X	0	0	2	2
TOTAL	X	X	17	18	16	**51**

Faisceau n° 4 : La conscience et comportement relationnel du patient						
Séances	**17-07-02**	**18-07-02**	**24-07-02**	**31-07-02**	**21-08-02**	**TOTAL**
La conscience d'exister	X	X	0	0	0	0
La conscience de soi	X	X	0	0	0	0
La confiance en soi	X	X	1	0	1	2
L'estime de soi	X	X	0	0	2	2
L'acceptation	X	X	0	0	0	0
Relation/art-thérapeute	X	X	1	1	3	5
Relation/patients	X	X	0	0	0	0
TOTAL	X	X	2	1	6	**9**

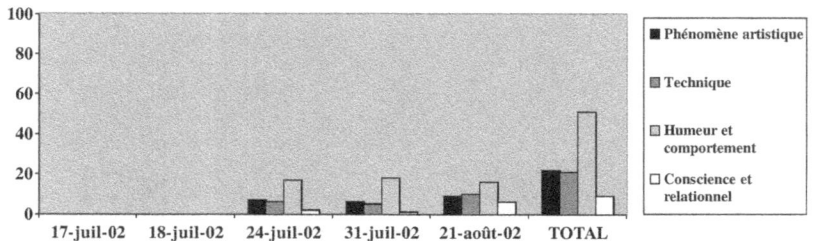

Après plusieurs semaines de remémoration de l'objectif (afin que la patiente intègre les informations et qu'elle les investisse dans la démarche thérapeutique) et en lien avec tout le service, Mlle G. a pu manger de nouveau, tendue vers l'idée de continuer à chanter en séance d'art-thérapie.

J'installe maintenant un synthétiseur à ses côtés et lui propose un jeu d'improvisation : je joue deux accords bien distincts sur le clavier ; simultanément, je chante deux phrases rimant l'une avec l'autre ; je propose à Mlle G. de finir la chanson avec deux phrases qu'elle invente, si possible en utilisant des rimes. Voici ce que j'ai soumis en chantant :

- « ce qui est important,
- c'est de pouvoir chanter »

et ce que Mlle G. a aussitôt répondu :

- « de pouvoir s'exprimer,
- et de communiquer »

Je constate que Mlle G. :
- a compris la consigne,
- a inventé deux phrases,
- a respecté les rimes,
- a respecté le nombre de syllabes (6)

A la suite de cet échange, Mlle G. était très souriante, répétant ses phrases plusieurs fois, comme heureuse d'avoir pu se faire entendre et comprendre.

Cette observation m'encouragera à développer les liens relationnels à travers ce type de jeu musical, afin de rétablir de la communication ; il semble que Mlle G. formule par le chant des idées qu'elle ne peut exprimer sans support musical. L'utilisation d'aires cérébrales opposées (hémisphère gauche ou droit) concernant le langage ou la musique, peut être juxtaposée ; ainsi, le chant fonctionne comme un support de substitution à un langage déficient, par l'utilisation d'aires corticales différentes et non lésées, permettant à Mlle G. de communiquer et d'exprimer ses envies ou besoins.

La séance du 17 Juillet 2002 a été déplacée au lendemain, la mère de Mlle G. ayant rendu visite à sa fille pendant la séance d'art-thérapie. La séance du lendemain a subi le même sort. Il faut rappeler à ce sujet que les progrès de Mlle G. font très peur à la mère, qui craint que la réapparition de souvenirs n'occasionne de l'angoisse et de la souffrance. La mère de Mlle G. a adopté avec sa fille une conduite très régressive (l'enfant est redevenu un nourrisson) et rétrogradante (la patiente se laisse porter dans ce «bain infantilisant »).

Le premier objectif concernant l'alimentation étant dépassé, il a été proposé de descendre à l'atelier en fauteuil. Mlle G. s'est pliée aux exercices qui ont été pratiqués 5 minutes matin et soir afin de réintégrer la position assise.

Séances 11 à 15 :

Rapidement, un fauteuil ayant été mis à sa disposition, Mlle G. est descendue en salle d'art-thérapie, a pratiqué le chant et les percussions, seule, en situation duale ou en groupe.

Mlle G. manipule de petites percussions à chaque séance : au départ, j'ai déposé moi-même l'instrument dans sa main droite puis elle a réussi à saisir seule l'instrument de son choix, avec une prédilection pour les maracas[59].

Mlle G. passe l'instrument de musique d'une oreille à l'autre, comme pour éprouver les différences de son ; cela se révèle être la seule action qui mette en jeu les deux parties du corps. Mlle G. souffrant d'héminégligence[60], j'utilise cette action pour travailler sur la prise de conscience de la partie gauche de son corps ; voici les exercices mis en place avec Mlle G :

- jouer à l'oreille droite un son ou un rythme différents de ceux émis devant l'oreille gauche,
- éprouver les vibrations des instruments sur chacune des deux joues,
- reconnaître l'instrument utilisé, les yeux fermés,
- verbaliser les sensations perçues (chaud, froid, dur, mou, doux, rugueux, petit, grand, bois, métal, plastique, tissus,…),
- accompagner le rythme que j'anime, quel que soit l'hémicorps utilisé.

L'intérêt, la joie de chanter et d'engendrer des sons, la découverte d'un univers perdu, de capacités oubliées, ont été autant d'éléments positifs pour Mlle G..

Mlle G. reconstruit petit à petit un univers d'expérience ; elle élabore, par des liens harmonieux entre la représentation et l'expérience sensorielle, un monde familier. Ce phénomène a un retentissement immédiat sur son humeur avec en particulier :
- moins d'anxiété,
- une régression des stéréotypies.

L'évolution de son humeur permet à Mlle G. de s'investir dans l'activité. Je constate que lorsqu'elle commence une phrase stéréotypée, elle la réprime presque systématiquement : elle est capable d'anticipation et se met par elle-même en situation réceptive et active.

---

[59] Maracas : instrument de percussion espagnol, originaire d'Argentine constitué de sphères creuses dans lesquels des corps durs (sable, graines ou billes) sont enfermés et que l'on agite pour marquer un rythme.

[60] Dictionnaire des termes de médecine- Le Garnier Delamare. Héminégligence : synonyme de négligence motrice. Réduction de l'activité motrice spontanée d'un hémicorps, observée dans les syndromes thalamiques controlatéraux. Ce type de syndrome neurologique est du à une lésion du thalamus et de la région sous-jacente. Si celui-ci est très localisé, il réalise la démence thalamique avec acinésie (absence de mouvement, immobilité), apathie (absence ou baisse de l'affectivité avec indifférence, absence de réaction aux stimulations psychiques et inertie physique. Elle peut être acquise par l'hypertension intracrânienne) , stéréotypie et troubles de la mémoire.

75

S11 à S15: ETRE MISE EN FAUTEUIL ET DESCENDRE EN SALLE D'ART-THERAPIE

Faisceau n° 1 : Le phénomène artistique pendant la séance					
Séances	28-08-02	04-09-02	12-09-02	17-09-02	25-09-02	TOTAL
L'intérêt	2	0	3	2	2	9
La joie	3	2	1	3	3	12
L'intention	1	0	0	2	1	4
L'action	1	1	0	3	1	6
La production	1	1	0	2	1	5
TOTAL	8	4	4	12	8	36

Faisceau n° 2 : La technique du patient pendant la production					
Séances	28-08-02	04-09-02	12-09-02	17-09-02	25-09-02	TOTAL
Respect du modèle	1	0	0	2	1	4
Respect des consignes	1	0	0	2	1	4
La dextérité	0	1	0	2	1	4
Le rythme	0	1	0	2	1	4
La concentration	1	1	1	2	2	7
Position adaptée	0	0	0	1	1	2
La durée de la séance	1	1	0	2	1	5
TOTAL	4	4	1	13	8	30

Faisceau n° 3 : L'humeur et le comportement du patient pendant la séance					
Séances	28-08-02	04-09-02	12-09-02	17-09-02	25-09-02	TOTAL
L'anxiété	3	3	0	3	2	11
L'humeur dépressive	3	3	3	3	3	15
L'agitation	0	0	0	3	3	6
La plainte de douleurs	0	0	0	3	3	6
La fatigabilité	0	0	0	2	0	2
La désinhibition	2	2	1	3	3	11
L'hostilité	2	1	2	3	3	11
Phrases stéréotypées	2	2	2	3	3	12
TOTAL	12	11	8	23	20	74

Faisceau n° 4 : La conscience et comportement relationnel du patient					
Séances	28-08-02	04-09-02	12-09-02	17-09-02	25-09-02	TOTAL
La conscience d'exister	1	1	0	2	1	5
La conscience de soi	1	1	0	1	2	5
La confiance en soi	0	0	0	2	0	2
L'estime de soi	1	2	2	3	2	10
L'acceptation	0	0	0	0	0	0
Relation/art-thérapeute	2	1	1	3	1	8
Relation/patients	3	0	0	2	1	6
TOTAL	8	5	3	13	7	36

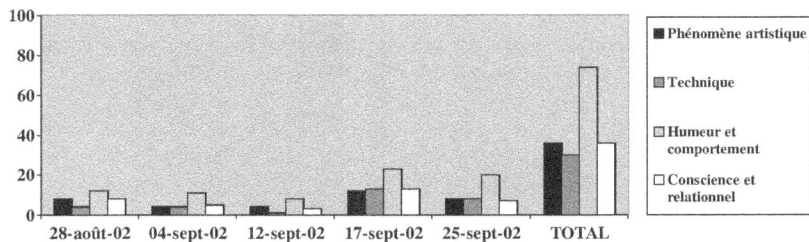

Séances 16 à 20 :

Mlle G. dit apprécier la prise en charge ; elle prend conscience qu'il ne s'agit pas d'une activité occupationnelle et sait qu'elle participe à des séances d'art-thérapie. Nous vérifions régulièrement si cette notion est bien comprise par les patients de manière à ce qu'ils soient pleinement acteurs dans l'activité thérapeutique.

Des fenêtres de conscience de plus en plus grandes sont observées, avec cependant un substrat d'angoisse, qui freine les processus de restauration (retour aux phrases stéréotypées, refus ou déni de la situation pathologique).

Mlle G. est plus calme et son bien-être irradie avant et après la séance dans le service.

Mlle G. utilise plus souvent sa main valide et s'efforce d'en tirer un bénéfice : elle tente de claquer des doigts, prend de petites percussions et promène de plus en plus fréquemment son bras d'une oreille à l'autre afin de s'entendre mieux. Bien que douloureux, ces mouvements sont répétés davantage et plus longtemps d'une séance à l'autre.

Mlle G. se plaint de moins en moins de douleurs ; le temps de concentration s'accroît.

Mlle G. semble maintenant attendre les séances d'art-thérapie ; par de courtes phrases, elle rappelle aussi que certaines séances ont été déplacées.

Lorsque je dis que je compte sur elle pour la prochaine séance, Mlle G. répond :
- « moi aussi, je compte sur toi la **semaine** prochaine ».
- « quel jour a lieu la séance d'art-thérapie ? »
- « le mardi ».

La notion de spatio-temporalité est ainsi abordée. L'unité de lieu est intégrée et Mlle G. a mémorisé le jour de l'atelier.

Il sera bien entendu nécessaire de vérifier régulièrement les acquisitions, tout au long de la prise en charge ; Mlle G. montre des phases régressives, à l'occasion desquelles l'environnement lui paraît totalement étranger, avec une perturbation profonde des notions d'espace et de temps.

S16 à S20: AMELIORER LE COMPORTEMENT DANS LE SERVICE

Séances	*Faisceau n° 1 : Le phénomène artistique pendant la séance*					
	15-10-02	**22-10-02**	**13-11-02**	**19-11-02**	**27-11-02**	**TOTAL**
L'intérêt	2	2	3	2	3	12
La joie	2	3	3	3	2	13
L'intention	2	3	2	3	2	12
L'action	2	2	1	2	2	9
La production	1	2	2	3	2	10
TOTAL	9	12	11	13	11	**56**

Séances	*Faisceau n° 2 : La technique du patient pendant la production*					
	15-10-02	**22-10-02**	**13-11-02**	**19-11-02**	**27-11-02**	**TOTAL**
Respect du modèle	2	2	2	3	2	11
Respect des consignes	1	2	1	3	2	9
La dextérité	1	2	2	2	1	8
Le rythme	1	2	1	2	2	8
La concentration	2	2	1	3	2	10
Position adaptée	1	2	1	2	2	8
La durée de la séance	1	2	2	2	2	9
TOTAL	9	14	10	17	13	**63**

Séances	*Faisceau n° 3 : L'humeur et le comportement du patient pendant la séance*					
	15-10-02	**22-10-02**	**13-11-02**	**19-11-02**	**27-11-02**	**TOTAL**
L'anxiété	2	3	2	3	2	12
L'humeur dépressive	3	3	3	3	2	14
L'agitation	2	2	2	2	2	10
La plainte de douleurs	2	3	2	3	2	12
La fatigabilité	1	2	1	3	2	9
La désinhibition	2	3	1	3	3	12
L'hostilité	2	3	1	3	3	12
Phrases stéréotypées	2	3	2	3	2	12
TOTAL	16	22	14	23	18	**93**

Séances	*Faisceau n° 4 : La conscience et comportement relationnel du patient*					
	15-10-02	**22-10-02**	**13-11-02**	**19-11-02**	**27-11-02**	**TOTAL**
La conscience d'exister	1	2	1	2	1	7
La conscience de soi	0	0	1	2	1	4
La confiance en soi	2	2	1	2	2	9
L'estime de soi	2	2	2	2	2	10
L'acceptation	0	0	0	0	0	0
Relation/art-thérapeute	2	2	1	3	2	10
Relation/patients	1	2	1	2	2	8
TOTAL	8	10	7	13	10	**48**

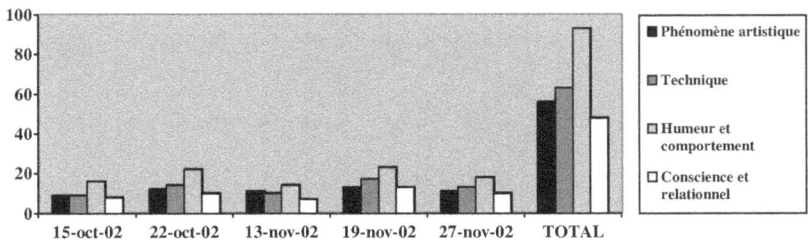

Séances 21 à 25 :

Mlle G. augmente son attention et son temps de concentration. Elle reste fatigable, mais pose de plus en plus de questions et commence à se mettre en jeu dans la relation.

L'activité art-thérapeutique semble être tout particulièrement indiquée pour Mlle G. qui répond bien aux stimulations ; elle commence à s'engager d'elle-même dans la relation.

Pourtant, l'impact le plus constant de l'activité, sur Mlle G., concerne l'humeur et le comportement. Ce constat est très positif, car il sous-tend les améliorations survenues dans les comportements avec le personnel. Mlle G. réussit parfois à ne pas s'agiter en présence des soignants qu'elle agressait sans cesse ; elle est plus souriante, plus calme et continue l'alimentation par la bouche.

Le personnel commence à rapporter les améliorations comportementales de Mlle G. et s'enquiert assez volontiers du déroulement de la séance. L'art-thérapie commence à être perçue comme une activité potentiellement productrice de restauration.

L'item « *acceptation* » n'est pas utilisable pour le moment car Mlle G. n'a pas une conscience suffisamment efficiente pour comprendre qu'elle a été accidentée et que sa vie est changée. Il faut donc retirer cet item de l'évaluation.

S21 à S25: ACCROITRE L'IMPLICATION RELATIONNELLE (AVEC PATIENTS ET SOIGNANTS)

Séances	5-12-02	11-12-02	17-12-02	24-12-02	08-01-03	TOTAL
Faisceau n° 1 : Le phénomène artistique pendant la séance						
L'intérêt	2	2	2	1	1	8
Le plaisir	1	1	2	2	2	8
L'intention	0	1	1	2	0	4
L'action	2	1	1	2	1	7
La production	1	1	1	1	0	4
TOTAL	6	6	5	8	4	**29**

Séances	5-12-02	11-12-02	17-12-02	24-12-02	08-01-03	TOTAL
Faisceau n° 2 : La technique du patient pendant la production						
Respect du modèle	1	0	1	1	0	3
Respect des consignes	1	1	1	1	1	5
La dextérité	1	1	1	1	1	5
Le rythme	1	0	0	1	0	2
La concentration	2	1	1	1	1	6
Position adaptée	0	0	0	0	1	1
La durée de la séance	2	2	2	3	2	11
TOTAL	8	5	6	8	6	**33**

Séances	5-12-02	11-12-02	17-12-02	24-12-02	08-01-03	TOTAL
Faisceau n° 3 : L'humeur et le comportement du patient pendant la séance						
L'anxiété	3	3	2	3	3	14
L'humeur dépressive	3	3	3	0	3	12
L'agitation	2	1	2	3	3	11
La plainte de douleurs	3	2	2	2	3	12
La fatigabilité	3	0	3	2	1	9
La désinhibition	3	2	2	3	3	13
L'hostilité	3	2	3	3	2	13
Phrases stéréotypées	1	2	1	2	1	7
TOTAL	21	15	18	18	20	**92**

Séances	5-12-02	11-12-02	17-12-02	24-12-02	08-01-03	TOTAL
Faisceau n° 4 : La conscience et comportement relationnel du patient						
La conscience d'exister	1	1	2	2	2	8
La conscience de soi	1	0	1	2	2	6
La confiance en soi	1	0	1	1	2	5
L'estime de soi	0	0	0	1	1	2
L'acceptation	0	0	0	0	0	0
Relation/art-thérapeute	1	1	1	1	1	5
Relation/patients	1	2	2	3	3	11
TOTAL	5	4	7	10	11	**37**

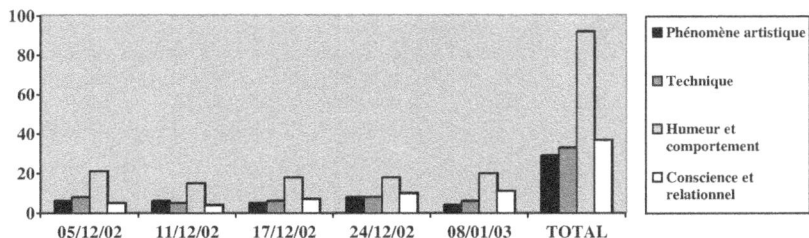

1.4 *Bilan de la prise en charge :*

Les objectifs posés en début de prise en charge sont en partie atteints :
> **S 1 à S 5** : la patiente s'alimente par la bouche et s'assied dans son lit.
> **S 6 à S 10** : la patiente sait tousser volontairement lorsqu'elle a la voix enrouée; cela lui permet de lutter plus efficacement contre les «fausses routes »[61] .
> **S 11 à S 15** : la patiente est mise en fauteuil, et descend en salle d'art-thérapie avec plaisir.
> **S 16 à S 20** : le comportement de la patiente s'améliore en séance d'art-thérapie ainsi qu'avec le personnel hospitalier.
> **S 21 à S 25** : l'implication relationnelle se développe en séance d'art-thérapie, mais reste à accroître dans le service.

Voici les **courbes d'évaluation des items** qui nous paraissent illustrer au mieux l'évolution constatée pendant ces 25 semaines de prise en charge :

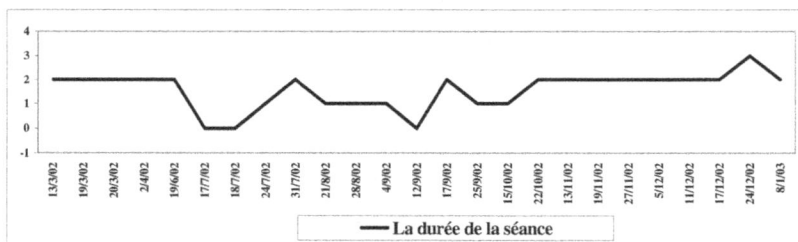

La durée de la séance

Nous observons que la durée de la séance se régule et tend même à augmenter depuis la fin du mois de décembre 2002.

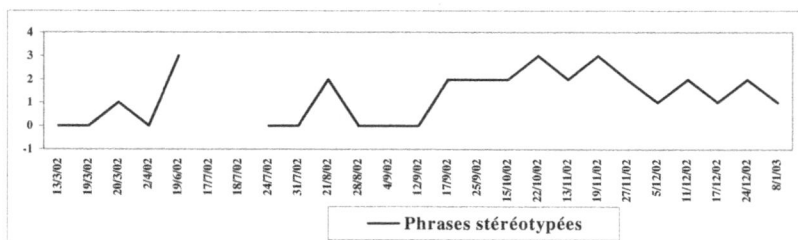

Phrases stéréotypées

La courbe est élevée lorsque la stéréotypie est faible, afin de montrer l'amélioration dans le temps. Nous constatons ainsi, qu'après un début de prise en charge très irrégulier, comprenant des interruptions et des fluctuations importantes, Mlle G. a peu à peu cessé d'exprimer son angoisse par une élocution stéréotypée, avec pourtant quelques périodes de récidive (5-12-2002 ; 17-12-2002 et 8-01-2003) correspondant aux modifications de lieu d'activité.

---

[61] Fausses routes : Dictionnaire des termes de médecine ; Le Garnier Delamare. Dans le 2° sens : Inhalation d'aliments ou de vomissements.

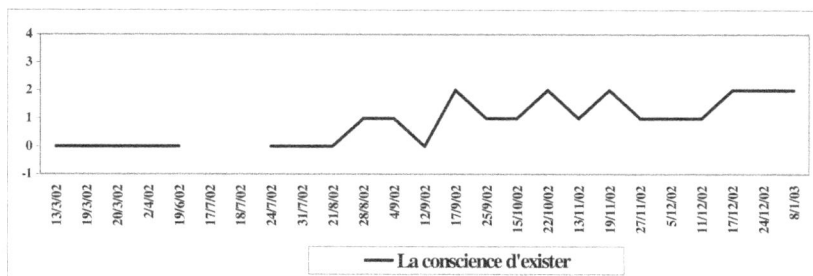

—— La conscience d'exister

Cette troisième courbe me semble particulièrement intéressante en ce qu'elle met en évidence le degré de conscience du patient : la corrélation entre les sensations et leur représentation symbolique s'effectue plus distinctement ; l'acquisition d'une conscience de la réalité, au moyen d'une dynamique de la réussite, peut inciter Mlle G. à adhérer aux traitements (soins infirmiers, toilette, alimentation) et consentir à participer à une rééducation (la reprise des séances d'orthophonie par exemple).

Nous pouvons extraire de cette manière chaque item de l'évaluation, à la demande du personnel hospitalier, selon les besoins de l'analyse ou afin de compléter le dossier.

L'évaluation est sériée toutes les 5 semaines, assortie d'une synthèse écrite relatant les observations que les grilles n'expriment pas et les perspectives thérapeutiques.

Toutes les 5 semaines un exemplaire de cette évaluation est édité, à destination du dossier médical.

1.5 *Les projets :*

Nous souhaitons continuer la prise en charge afin que Mlle G. acquière de l'autonomie, en faveur d'une meilleure qualité de vie. Les prochains objectifs sont que Mlle G. :

➤ Utilise seule une **cuillère** pour **s'alimenter**.

➤ Se **lave** seule le **visage** dans le but de recouvrer une **image corporelle** moins aberrante.

➤ S'empare de la **pratique artistique** comme d'un objet de **revalorisation**.

➤ Multiplie les **liens** de **familiarité** (en évitant les sentiments d'étrangeté) par le maniement et l'utilisation d'instruments de musique ou par la pratique de chants connus. Cet aspect de la reconstruction de Mlle G. est fondamental : *__la confiance en soi ne peut siéger qu'au sein d'un monde d'expériences réussies.__*

TROISIEME PARTIE

I.   L'ANALYSE DE LA PRATIQUE :

1- L'accueil des traumatisés crâniens graves dans un hôpital général :

1.1 L'hôpital, lieu de toutes les spécialités :

Les personnes traumatisées crâniennes graves prises en charge au Centre Hospitalier de Blois proviennent d'hôpitaux plus importants (C.H.U. ou C.H.R.[62] de Tours ou Orléans par exemple). Ils ont été suivis dans ces hôpitaux, pendant les périodes de réanimation, de coma et de début d'éveil.

Les malades accueillis à Blois, dans le service de Médecine Physique et de Réadaptation, le sont dans le but de les rapprocher de la famille et dans l'attente d'une éventuelle prise en charge en centre spécialisé (Garches ou Cerbère par exemple). La pénurie de place dans les centres spécialisés explique la durée des prises en charge.

La prise en charge consiste alors en une rééducation fonctionnelle pluridisciplinaire (kinésithérapie, ergothérapie et orthophonie), l'hôpital de Blois possédant, par ailleurs, un plateau technique très développé.

Pourtant, l'hôpital général ne semble pas particulièrement adapté pour ce type de prise en charge au long cours, en voici les raisons principales :

- Le service accueille une grande diversité de pathologies (dont une majorité concerne des personnes beaucoup plus âgées que les traumatisés crâniens graves).
- Un hôpital général n'a pas pour objectif de suivre des patients sur le long terme (le nombre de lits est restreint et le temps d'occupation doit être assez court).
- Les équipes ne sont pas suffisamment préparées à l'accueil de pathologies lourdes et difficiles comme les traumatismes crâniens graves.

Ces limitations ou obstacles ont pour conséquences :
- un lent désinvestissement des équipes soignantes, auprès des malades ;
- un temps de prise en charge trop restreint pour ce type de pathologie (peu de temps de parole, d'écoute, d'échange avec des patients dont la communication est très lente) ;
- un manque de moyens pour remettre en cause les pratiques et les comportements.

Il faut toutefois rappeler les efforts du Médecin chef du service MPR, qui propose régulièrement à son équipe des stages de formation avec les médecins provenant de services spécialisés.

---

[62] C.H.U. : Abréviation de Centre Hospitalier Universitaire ; C.H.R. : Abréviation de Centre Hospitalier Régional.

1.2 L'échange avec les familles

Au cours de mon stage pratique, j'ai très peu rencontré les parents des malades (mère, père, frères, sœurs ou amis). C'est à l'occasion de visites inopinées des familles (en général à l'heure de la séance d'art-thérapie) que j'ai pu communiquer avec elles. Les échanges, fort succincts en général, ont toutefois permis de m'éclairer sur :

- l'histoire du patient avant l'accident : son environnement familial, social et professionnel ;

- l'histoire de la famille depuis l'accident : concernant les multiples tentatives d'insertion en centre spécialisé et qui ont échoué, les évolutions fonctionnelles fréquemment entrecoupées de régressions épuisantes pour le bien-être psychique de l'entourage, le remodelage familial, les rapports avec l'équipe de soin.

Ces contacts occasionnels me semblent :

- précieux, car ils fournissent une multitude d'éléments indispensables à l'amélioration de ma pratique en art-thérapie (savoir si avant l'accident, le patient pratiquait ou non la musique, s'il écoutait beaucoup de disques…) ;

- délicats à utiliser car ils surviennent hors du protocole général et commun à tout le service : j'ai rencontré quelques difficultés lorsque j'ai proposé de nouvelles perspectives en accord avec la famille, alors que l'équipe les pensait à jamais irréalisables ;

Il faudrait tenir compte du facteur temps et rediscuter régulièrement avec les parents des actions qui n'étaient pas admises antérieurement comme :

- le choix du lieu de placement,
- la possibilité d'un retour dans la famille,
- les propositions de nouvelles spécialités comme l'art-thérapie,
- la réitération des tentatives de prise en charge en rééducation fonctionnelle, précédemment infructueuses.

2- Les liens transdisciplinaires :

2.1 Comment a été perçu le métier d'art-thérapeute ?

Il a fallu du temps et une capacité d'adaptation pour que ma place soit, d'abord acceptée, puis reconnue. Bien qu'assimilé à « une ville dans la ville », l'hôpital fonctionne grâce à l'intrication complexe des tous ses réseaux de soin. Il a fallu d'abord me faire connaître le plus possible par la population hospitalière (soignés et soignants); j'ai renforcé l'information en :

- donnant des concerts dans la salle polyvalente de l'hôpital (à l'occasion des fêtes de Noël par exemple) et des manifestations musicales dans les couloirs et le hall d'entrée (seule, avec des patients ou du personnel) ;

- accueillant le personnel hospitalier aux séances de groupe (en fonction du nombre de malades présents) ;

- acceptant une séance informative auprès des élèves infirmiers (soutenue par le directeur de formation de l'AFRATAPEM);

- mettant un fascicule explicatif sur le métier d'art-thérapeute à la disposition de tout l'hôpital.

2.2 Le rôle des médecins, de l'administration et des cadres :

En début de stage, le système hospitalier, qui est fondé sur un tissu hiérarchique complexe, m'a paru obscur. J'ai longuement interrogé les dirigeants de chaque grand secteur, afin de maîtriser au mieux l'organisation de mon travail ; l'ensemble des interlocuteurs a décrit sa place et sa pratique et tous ont exprimé comment ils concevaient la pratique médicale, le soin et l'organisation générale des fonctions.

Le patient garde son intégrité au sein de cet assemblage d'activités diverses et de plus en plus spécialisées, à condition que la notion de pluridisciplinarité se convertisse en action transdisciplinaire.

Pour générer une autonomie et une amélioration de la qualité de vie du patient, le discours de chaque discipline doit être corrélé. Au même titre que la personne souffrante aspire à une revalorisation, le travail des soignants nécessite d'être considéré et encouragé par tous. La profusion de pratiques médicales ou para-médicales trouve son bien-fondé à condition que chaque secteur puisse définir précisément en quoi consiste la fonction de ses confrères et partenaires; c'est par une bonne connaissance du milieu dans lequel il exerce, que l'acteur hospitalier intègre efficacement le patient dans le processus thérapeutique.

3- Le stage avec le docteur C.L. Meyer, les échanges et les conférences avec les art-thérapeutes en exercice :

3.1 Le choix d'élargir le panel d'outils, en symbiose avec les aspirations du médecin chef du service MPR :

La volonté d'intégrer au mieux le service dans lequel j'ai effectué le stage pratique a conduit ma recherche en direction de repères philosophiques.

Après l'enseignement dispensé par Henry Mongis[63] et les lectures conseillées par la formation universitaire, j'ai trouvé parmi diverses publications (ouvrages ou revues) des éléments d'exploration : l'approche médicale sous l'éclairage de la phénoménologie est abordée par de nombreux médecins, psychiatres, psychologues ou philosophes[64]. Cet abord a intéressé ma réflexion au point de l'intégrer à l'élaboration de mon évaluation.

3.2 Les conférences concernant l'art et le soin m'ont permis de mieux cadrer ma pratique, en affinité avec la formation universitaire de Tours :

A l'occasion de congrès ou conférences sur l'art et le soin, j'ai vérifié l'hétérogénéité des pratiques en art-thérapie ; les nombreux débats ont eu le mérite de préciser en quoi le terme « art-thérapie » convient particulièrement à la pratique enseignée par l'université de Tours : ne sont de l'art-thérapie que les activités thérapeutiques dont les exigences sont les suivantes:

- Maîtrise d'un double savoir-faire : **artistique** et **thérapeutique** ; l'art-thérapeute se doit d'être un artiste ; il doit également faire preuve d'une connaissance approfondie des pathologies qu'il côtoie dans sa pratique.

- L'art-thérapeute effectue toujours ses prises en charge en fonction d'**objectifs thérapeutiques** établis par lui, avant la prise en charge du patient, et en lien avec l'institution dans laquelle il exerce.

- L'art-thérapeute doit établir une **évaluation rédigée** tout au long de la prise en charge.

---

[63] MONGIS Henry ; *Corps, psychisme et communication*, intervention du mercredi 18 avril 2001; Faculté de Médecine de Tours, dans le cadre du Diplôme Universitaire d'Art-thérapie de l'A.F.R.A.T.A.P.E.M.
[64] ZITTOUN Robert et Dupont Bernard-Marie dans *Penser la médecine, essais philosophiques* : la médecine sous l'éclairage phénoménologique, de la page 165 à la page 179. Ou bien Françoise DASTUR qui écrit : « comme Heidegger l'a lui-même compris, (l') anthropologie phénoménologique a évidemment de considérables répercussions et, en particulier, dans le domaine de la psychiatrie. » F. DASTUR a fondé en 1993 l'école française de Daseinanalyse, et anime un séminaire mensuel auquel participent à part égale psychiatres et philosophes. Dans Le magazine littéraire, n° 403 ; *la phénoménologie*, p.59.

Et pour compléter mes réflexions issues de l'analyse de la description d'autres expériences, je pense que :

- L'art-thérapeute n'analyse ni l'œuvre artistique produite, ni les signes qui en émaneraient.

- L'art-thérapeute n'a pas vocation d'analyste, il n'interprète pas le « dire » du patient (verbal ou non); son rôle s'établit dans l'observation des potentialités du patient lors de l'activité artistique et des comportements qui en résultent, sans en faire une étude analytique.

- Les notions de transfert n'ont pas à faire l'objet d'un examen du moment que l'art-thérapeute maîtrise le cadre et l'espace relationnel entre le patient et lui. Rien n'interdit à l'art-thérapeute de conseiller une prise en charge psychologique ou psychanalytique si le patient ou la situation l'exigent[65].

3.3 Expliquer ce qu'est l'art-thérapie permet de mieux la concevoir :

Je confère une valeur pédagogique à la nécessité d'expliquer les modalités d'exercice d'un métier. La diversité des interlocuteurs (aides soignantes, infirmières, cadres, médecins, para-médicaux, administratifs…) suppose une exposition claire, concise et accessible à tous, des objectifs, des outils et des méthodes spécifiques à la pratique. La rédaction du mémoire me paraît avoir bénéficié de cette exigence.

4- Les difficultés rencontrées dans la pratique :

4.1 Les prises en charge en groupe sont difficiles à exploiter:

Il m'a fallu un temps d'adaptation de quelques mois avant de maîtriser l'accueil des patients en ateliers de groupe; comme nous l'avons exposé dans la première partie, la prise en charge individuelle semble plus adaptée, sachant que les traumatisés crâniens graves ne se supportent qu'entre eux ; cela conduit à des difficultés lors des groupes pluripathologiques.

Pourtant, les conditions d'organisation imposées par l'administration m'ont obligée à ouvrir un atelier de groupe pluripathologique une semaine sur deux.

---

[65] DUCOURNEAU Gérard dans *éléments de musicothérapie*, Editions Dunod, p.81 : « si nous faisons quelques rappels relatifs à la psychanalyse, c'est d'une part pour souligner l'apport conceptuel important qu'elle peut nous offrir et, d'autre part, situer la différence fondamentale qui existe entre elle et la musicothérapie. La différence fondamentale tient au fait qu'en musicothérapie il y a mise en acte, mise en jeu corporelle (simple émission sonore) alors que la psychanalyse est centrée sur la parole. »

Un co-thérapeute m'a secondé pendant deux mois ; au-delà de cette période, les difficultés de gestion ont été les suivantes :

> Problèmes lors du transport des malades : les patients traumatisés crâniens graves ne peuvent pas se déplacer seuls, non plus rester seuls dans un salle (le temps que j'accompagne les autres dans leurs déplacements) ; il a fallu quelques mois pour que le service comprenne cette entrave au bon déroulement de l'atelier et pour que des aides soignantes ou infirmières acceptent de m'aider lors des transferts de la chambre à la salle d'art-thérapie.

> Nous avons constaté que le niveau profond de handicap des personnes traumatisées crâniennes graves (concernant en particulier les comportements de désinhibition) a déstabilisé et découragé certains patients beaucoup moins déficitaires. Je n'avais pas considéré ni anticipé cet aspect et l'atelier fut par conséquent déserté pendant deux séances. J'ai ensuite choisi de n'intégrer à l'atelier que les patients les moins perturbants pour la dynamique du groupe.

4.2 Les changements de salles et l'organisation administrative :

Un des obstacles importants est d'ordre administratif : la gestion des salles dépend de plusieurs personnes et la priorité d'occupation va naturellement aux réunions de cadres et de médecins. La pénurie de salles se fait douloureusement sentir lorsqu'il faut déplacer au dernier moment malades et matériel.

4.3 La présence de la famille trouble l'activité :

a) La famille redoute l'évolution du patient :

Nous avons déjà évoqué cette question dans l'étude de cas ; le lien avec la famille devrait être permanent, de sorte que les thérapeutes puissent saisir les moments les plus propices pour proposer de nouvelles directions thérapeutiques. Les mères, en particulier, sont très sensibles aux changements et dissimulent leur angoisse par une ritualisation des comportements : rituels de soins, infantilisation extrême du patient, rituels de séduction du personnel (tous les dimanches, la mère de Mlle G. offre un gâteau au personnel infirmier)...

b) Le milieu social :

Le savoir-faire de l'art-thérapeute est conditionné par cette remarque : la catégorie sociale dont est issue une grande majorité des traumatisés crâniens graves n'atteste pas d'un intérêt accru pour l'art (dans sa pratique comme dans son aspect contemplatif). Il faudra d'abord rassurer les patients : la perception générique du mot « art » peut effrayer ; il faudra dans ce cas lui préférer celui de musique, de peinture ou de dessin par exemple. Au fil des séances, ces notions pourront être expliquées, au travers des considérations esthétiques des œuvres produites. Il n'est évidemment pas question d'occulter l'aspect général du mot « art-thérapie », et son contenu syncrétique[66] n'a jamais été éludé.

5- Mon bilan personnel

5.1 *Les difficultés à rentrer dans l'observation ont nécessité une sur-structuration de l'évaluation :*

Pour que la lecture de l'évaluation ne soit pas une entreprise laborieuse, j'ai dû maîtriser :

- Les items et leurs définitions ;
- la réduction des idées à leur plus simple expression.

Ce travail a vu le jour au prix d'une surenchère et donc une inflation de grilles, d'items et d'explications. La nécessité d'informer, et sur la pathologie, et sur le métier d'artiste et d'art-thérapeute, m'a contrainte à réorganiser mon évaluation pour finalement la rendre plus souple. Ce « passage obligé » a eu une répercussion sur l'observation : plus je réfléchissais aux items et à leurs mesures, plus j'en observais de nouveaux ; ainsi, la difficulté majeure reste celle du choix et de son bien-fondé (qui reste à toujours justifier).

5.2 *Tous les objectifs ne sont pas atteints :*

C'est une des particularités de la pathologie examinée qui explique que les objectifs sont longs à franchir (les mécanismes de la restauration sont très lents); les objectifs généraux restent sensiblement identiques tout au long de la prise en charge (communication, relation), seuls les objectifs intermédiaires, corrélés à ceux de l'équipe, peuvent être atteints ou dépassés (objectifs dépendant des différents niveaux d'organisation).

---

[66] Syncrétisme : dictionnaire Le petit Robert : dans le sens didactique de « combinaison relativement cohérente (à la différence de l'éclectisme), mélange de doctrines, de systèmes ».

5.3 Le choix des techniques s'est affiné :

a) Une pléthore d'instruments de musique:

J'ai utilisé une palette de techniques bien trop lourde en début de prise en charge pour suppléer à mon manque de maîtrise. L'imagination a peu à peu pris le pas sur cette dynamique palliative, et je commence à développer une kyrielle de menus jeux ou exercices, dont la teneur est tout autant artistique que pédagogique. Faire confiance à l'artiste que nous sommes me paraît donc encore une fois le meilleur garant d'une pratique adaptée.

b) Maîtriser la relation :

Reste cette question de l'implication relationnelle, qui se présente encore comme une notion à développer et à exploiter plus habilement. La gestion de la relation dépend pour beaucoup de la forme pathologique: les troubles graves de la communication exigent que l'art-thérapeute déploie une acuité accrue dans l'observation et dans la dynamique artistique.

II. DISCUSSION :

Les expériences exposées ci-après sont des modèles différents parmi les nombreuses formes que revêt l'intervention thérapeutique auprès de traumatisés crâniens.

Le travail qu'Annie Boyer-Labrouche effectue auprès de personnes traumatisées crâniennes repose sur une méthode visant la gestion de la relation psychothérapeutique, à partir de l'art-thérapie.

Le modèle du docteur C.L. Meyer s'appuie sur un concept phénoménologique ; il se consacre à l'observation des signes émis par les traumatisés crâniens, dans le but de les exploiter en séance psychothérapeutique.

La méthode art-thérapeutique, utilisée auprès de traumatisés crâniens au Centre hospitalier de Blois, s'appuie sur la théorie développée par l'AFRATAPEM de Tours.

Cette discussion cherche à mettre en présence ces diverses pratiques pour les comparer les unes avec les autres.

1- Annie Boyer-Labrouche pratique l'art-thérapie auprès de traumatisés crâniens graves :

1.1 *Présentation du thérapeute:*

Annie Boyer-Labrouche est psychiatre, psychothérapeute et art-thérapeute. Elle applique les techniques de psychothérapie médiatisée au suivi des traumatisés crâniens. Voici les théories qu'elle propose, au travers d'études de cas[67] et dans son manuel d'art-thérapie[68] :

1.2 *Les conduites à tenir :*

a) Les indications :

Les séances sont nécessairement prescrites, dans le cadre d'un **projet thérapeutique** (s'il s'agit d'une institution), en lien avec :

- l'équipe pluridisciplinaire,
- l'institution,
- les médecins.

Il y a une discussion préliminaire dans le cas de consultations en cabinet.
Le projet thérapeutique délimite le **cadre** des séances, en définit le **contenu**, précise les **techniques** choisies et les situe **par rapport au reste** de la prise en charge thérapeutique.

L'art-thérapie s'adresse à tous ceux qui ont des **problèmes relationnels**, car, à travers un langage non-verbal, l'individu va trouver d'autres possibilités de communication.

La musicothérapie est très adaptée pour des patients traumatisés crâniens graves qui se sentent désarmés devant une page blanche, lors de prises en charge en art-thérapie à dominante arts plastiques.

b) L'atelier :

- il doit être avant tout un **lieu thérapeutique**
- l'atelier d'art-thérapie est particulièrement indiqué pour les **traumatisés crâniens**.
- **l'atelier** et les **techniques** sont présentés au patient avant la prise en charge.

[67] BOYER-LABROUCHE Annie, *Renaître après l'accident* ; *la rééducation psychothérapique des traumatisés crâniens*. Editions Dunod ; pratiques sociales, Paris – 1996.
[68] BOYER-LABROUCHE Annie, *Manuel d'art-thérapie*. Editions Dunod, Liège – juin 2002.

c) La technique utilisée :

S'il s'agit d'un atelier de musicothérapie, Annie Boyer-Labrousse se réfère à J. Verdeau-Pailles et J.M. Guiraud-Caladou qui proposent cette définition de la musicothérapie[69] :

« **L'expression musicale**, en général, doit s'inspirer des origines de la musique et de sa résonance affective en l'adaptant à la civilisation et aux besoins thérapeutiques actuels dans une technique psychomusicale élaborée, suffisamment souple et complète dans ses applications et **rigoureuse dans sa méthode**. Permettre à l'homme, au groupe, de s'exprimer individuellement ou collectivement dans une complète création ».

d) Le savoir-faire de l'art-thérapeute :

- L'art-thérapeute gère la relation psychothérapeutique.
- L'art-thérapeute doit savoir jouer et savoir laisser jouer. Il ne lui est pas forcément demandé de jouer d'un instrument, mais on doit sentir qu'il pourrait le faire ou qu'il le fait ailleurs.
- Pendant la séance, l'art-thérapeute a une fonction maternante ; il doit :

  - être présent à côté du patient,
  - établir une bonne distance avec le patient qui « sent l'existence de l'art-thérapeute » (le patient peut dans ce cas prendre son autonomie),
  - apporter au besoin une **aide technique**,
  - assurer une sécurité affective au malade.

e) Les objectifs :

- Les objectifs généraux sont :

  - vaincre l'inhibition,
  - **organiser** le **temps** musical,
  - **exprimer** les **angoisses** à travers un langage non-verbal,
  - favoriser le **dialogue** et les **échanges** (développer l'écoute et ouvrir des voies de **communication**),
  - mobiliser les forces du psychisme par **l'éveil** de la créativité,
  - **reconstruire** et **réorganiser** la vie intérieure pour parvenir à **l'acceptation de soi**, des autres, de la **réalité** et de son **devenir**,
  - Exprimer les **émotions**.
  -

---

[69] VERDEAU-PAILLES J. et GUIRAUD-CALADOU J.M.: *Les techniques psychomusicales actives de groupe et leur application en psychiatrie* , Editions Doin, 1986, p. 31.

- Les objectifs concernant les traumatisés crâniens sont :

    - la **diminution** des **séquelles caractérielles,**
    - replacer le patient dans sa **réalité** et l'aider à formuler un **projet,**
    - la reprise de **repères spatio-temporels,**
    - la **connaissance de soi** et de ses **limites,**
    - la **socialisation,**
    - la stimulation de la création,
    - la **reconstruction** de l'**histoire** du patient.

f) Les méthodes :

- La démarche qu'Annie Boyer-Labrouche propose (toujours en se référant à J. Verdeau-Pailles et J.M. Guiraud-Caladou) est la suivante :

Sentir – Comprendre – Apprendre

L'ordre de succession de ces séquences est immuable car c'est celui du développement normal de l'individu. En effet, la musique a un exceptionnel pouvoir de mobilisation émotionnelle à un niveau **archaïque.**

Les dispositions à maintenir concernant les traumatisés crâniens sont les suivantes :

    - il ne faut **pas** demander au sujet d'être « **comme avant** »,
    - il faut aider le sujet à trouver des points de repère : **temps, limites du corps,**
    - il faut **prévoir** l'étape en **centre** de **rééducation fonctionnelle.**

- les techniques utilisées :

Concernant la musique, Annie-Boyer-Labrouche présente plusieurs méthodes :
    - *les méthodes réceptives* : la musique comme médiation, est apportée de l'extérieur au sujet qui la reçoit (audition musicale). C'est une approche psychothérapeutique (c'est-à-dire qui se situe dans la relation avec le thérapeute). Cette technique implique de bien connaître l'histoire du sujet.

    - *Les méthodes actives* : l'**expression musicale** est un moteur au niveau :
        - **psychomoteur,**
        - de la **latéralisation,**
        - du **développement psycho-affectif,**
        - de l'**adaptation,**
        - de l'aide à l'**acquisition** de la **lecture** et de l'**écriture.**

Il s'agit de ressentir, de comprendre et de créer en faisant des choix (d'instruments, de timbres ou de cellules mélodiques); le patient, **en jouant** (seul ou en groupe) ou en écoutant les autres peut traduire des émotions.

Les instruments servent à transmettre le pouvoir affectif de la musique, dans la créativité et l'improvisation libre.

g) L'évaluation :

Le musicothérapeute s'engage vis-à-vis du patient à :

- assurer personnellement la **continuité** thérapeutique,
- faire appel, si nécessaire, à un **tiers** compétent,
- **analyser l'évolution** de la prise en charge,
- participer aux **synthèses**,
- soumettre les synthèses au **contrôle**.

Le thérapeute réajuste sa technique en fonction du moment. La séance se déroule en présence d'un observateur qui fait partie du groupe.

La séance est enregistrée sur un magnétoscope, ainsi, un travail peut être fait par le ou les thérapeutes à partir de l'analyse du film.

h) L'espace transitionnel :

L'espace de l'atelier est un cadre qui définit la liberté possible. C'est ce que Winnicott appelle « *l'espace transitionnel* ». Cet espace rend le jeu possible et lui permet d'aboutir à la maîtrise de soi et à la permanence de l'objet. Il a valeur de contenant, de limites dehors-dedans. Dans cet espace transitionnel, l'art-thérapeute n'est ni un critique, ni un arbitre.

C'est ainsi que, selon Annie Boyer-Labrouche, se dessinent les valeurs thérapeutiques de l'art-thérapie, en permettant de faire revivre au patient des vécus infantiles, dans un espace intermédiaire où il peut s'exercer à la maîtrise.

Ce cadre permet, grâce à sa valeur de contenant, de reconstruire les **limites dedans-dehors**, de stimuler la créativité, l'imaginaire, de **regagner de la confiance en soi** et d'**améliorer** ou de **restaurer la relation avec les autres**.

2- C.L. Meyer est médecin psychiatre dans le service de Médecine Physique et de Réadaptation du Centre hospitalier de Strasbourg :

2.1 *Présentation du thérapeute :*

Le docteur C.L. Meyer effectue des interventions auprès du personnel hospitalier concernant l'approche relationnelle et thérapeutique des personnes souffrant de cérébro-lésions[70]. Il exerce à l'hôpital de Strasbourg en tant que médecin chef du service de rééducation fonctionnelle, ainsi que médecin psychiatre et voici la technique thérapeutique qu'il indique, auprès des personnes traumatisées crâniennes graves :

2.2 *Les conduites à tenir :*

a) Les indications :

Le docteur C.L. Meyer propose un travail sur la prise en charge de traumatisés crâniens graves (et souvent polytraumatisés). Cette approche a été développée à partir d'un constat : la prise en charge des personnes traumatisées crâniennes graves **érode** la **motivation** des **équipes**, entraînant des comportements de défense délétères pour les patients et néfastes pour le personnel soignant.

b) Les fondements de la démarche :

On peut considérer l'être humain cérébro-lésé de trois manières différentes (cette démarche concerne en priorité les services de Médecine Physique et de Réadaptation) :

- L'approche traditionnelle de la médecine : l'approche fonctionnelle :

La médecine :
- Effectue une observation extérieure.
- Emet des constats (respiratoires, locomoteurs...).
- Fournit une liste des mesures de chaque fonction.
- Etablit une moyenne de ces mesures : une norme.

La médecine a choisi l'**objectivité**, pour toucher à une **vérité**, par la **rigueur**, car ce qui est **subjectif** n'est **pas stable**, sujet à **interprétation**.

Seulement, si les mesures sont valides pour un corps, elles ne le sont pas pour un humain dans sa globalité (on ne peut être plus ou moins humain que quelqu'un d'autre).

La médecine est dans le **processus de l'AVOIR** : aller chercher la perte et remplacer ce qui a été perdu.

---

[70] C.L. MEYER et F. ECKERT, *La personnalité du traumatisé crânien*, intervention dans le cadre du stage sur l'« Approche relationnelle et thérapeutique des personnes souffrant de cérébro-lésions ; approfondissement de la pratique », du 22 mai au 24 mai 2002. Centre hospitalier de Blois.

- L'homme sujet de sa propre histoire : l'approche historique :

La psychologie :

A. L'histoire est une fondation de l'humain car c'est le seul aspect dont il peut prendre conscience, connaissance.
B. Le sujet se confond avec cette connaissance et croit que l'histoire, c'est lui.
C. Lorsque le corps est touché (accident), c'est l'histoire et la fondation qui sont déstabilisées.
D. Lorsque la fondation est écroulée : ce que le sujet croyait de lui être vrai ne l'est plus ; ce que le sujet croyait maîtrisé ne l'est pas.
E. Le psychologue propose d'en parler : à travers ce travail, le sujet apprend à se distancier, à réécrire une histoire, des fondations.

L'une ou l'autre de ces deux approches laisse les patients et les soignants dans l'expectative : le patient est déçu de n'avoir pas ce qu'il souhaite, le soignant est frustré et se sent coupable. Le soignant tente d'y échapper en désignant le traumatisé crânien grave comme coupable : le malade devient un mauvais patient et le soignant recourt à des sévices pour évacuer cette culpabilité.

Ainsi, le soignant ne voit plus l'humain, mais seulement le dysfonctionnement.

Le concept freudien montre les différentes modalités de se présenter au monde (chacun élabore cette présentation au monde autour d'un fantasme). Ce courant, même si on ne l'utilise pas, imprègne nos conceptions d'occidentaux. De surcroît, une personne qui présente une lésion corporelle n'est pas aux prises avec un problème purement psychanalytique (S. Freud ne travaillait pas avec des personnes traumatisées crâniennes graves).

- L'homme, fruit d'un processus existentiel :

C.L. Meyer établit qu'il faut **devenir** humain, processus pris en compte par **l'approche existentielle**. Il appuie sa pratique sur **l'explication phénoménologique**[71] de **conscience de la réalité**.

La démarche consiste à **aborder** le **malade** et la **maladie par l'humain**. L'approche existentielle est dans le **processus de l'ETRE** : la subjectivité n'est pas palpable, mais conceptuelle ; c'est un mouvement, pas un état (une dynamique, quelque chose qui se remet en place, un devenir).

---

[71] MEYER C.L. et le psychologue F. ECKERT se réfèrent pour l'essentiel aux ouvrages de MERLEAU-PONTY, dont les travaux fournissent beaucoup d'exemples issus de la pathologie.

Le processus retenu par C.L. Meyer est celui du rapport du sujet à son corps, **l'articulation entre l'être pensant et l'être corporel**. Cette articulation est bouleversée lors d'un traumatisme crânien grave.

c) <u>Les méthodes</u> :

- Partir de l'idée que l'humain agit avec une **intention** qui l'engage dans une **signification** : l'humain n'agit pas seulement par besoin, par exemple :

  - Boire car il a soif : **besoin.**
  - Boire pour partager un bon moment avec ses amis : **intention.**

- L'homme n'est pas seulement animé par des besoins, il est surtout un être désirant, au travers d'un système de conscience ; lorsqu'il s'agit de lui-même, l'homme n'ayant pas de certitude (voir pour cela l'existence sous l'éclairage phénoménologique), il ne peut que faire le <u>pari</u> de ses sentiments (sentiment de soi, conscience de soi et de la réalité). L'humain est alors dans une permanente recherche de traces (de preuves de son existence).

- Les signes : il s'agit de se référer à autre chose qu'aux fonctions, s'intéresser à la **signification** qu'un sujet peut produire (non pas une quantité normative). Sur le plan existentiel, le patient vit un décalage entre la représentation et l'action-sensation. Il cherche alors à se défendre et va ainsi produire du signe.

- La méthode :

Le thérapeute devra :

- chercher les décalages entre les représentations et le passage à l'acte,
- inviter le patient à être **actif** : avec la confiance, le patient ira plus facilement vers ce qui lui fait peur,
- inciter le patient à dire ce qu'il éprouve, à mettre des mots sur ce qui lui paraît étranger,
- **multiplier** les sensations de **familiarité** (par **l'acte** ou le langage) afin que l'étrangeté diffuse se morcelle petit à petit, conforter le patient dans une **permanence**[72] qui lui permettra de parier à nouveau dans une **trajectoire** de **temps** (quelque chose du présent lui rappellera quelque chose de déjà vécu).

---

[72] Pour ce qui concerne la notion de permanence de l'objet, lire Jean PIAGET : « La construction du réel chez l'enfant ». Editions DELACHAUX et NIESTLE Chatenois-les-forges – 1998.

d) Les objectifs :

Cette approche permet :

- De restaurer le **sentiment d'exister**[73].
- Rétablir les **limites spatio-temporelles**.

e) L'évaluation :

La prise en compte de l'humain s'obtient à partir :
- De l'observation.
- De la notation des signes.
- De synthèses écrites.

3- L'expérience d'un atelier d'art-thérapie à dominante musique au Centre hospitalier de Blois :

3.1 *Les indications :*

Les séances d'art-thérapie ont fait l'objet d'une **indication** et d'une **prescription** d'un des médecins du service de Médecine Physique et de Réadaptation.

Les prises en charge ont été corrélées aux **objectifs thérapeutiques** de l'**équipe pluridisciplinaire**.

Les traumatisés crâniens graves relèvent particulièrement de l'art-thérapie :

- du fait des difficultés de prise en charge posées par ce type de pathologie (**déficit** de **prise en charge** de l'**équipe** soignante),

- car l'art-thérapie, moyen privilégié **d'expression**, se charge plus particulièrement des **souffrances** liées aux troubles de la **communication** et de la **relation**.

---

[73] Termes utilisés par le Docteur C.L. Meyer lors de l'intervention dans le cadre du stage sur l'« Approche relationnelle et thérapeutique des personnes souffrant de cérébro-lésions ; approfondissement de la pratique », du 22 mai au 24 mai 2002. Centre hospitalier de Blois.

3.2 *Le savoir-faire de l'art-thérapeute :*

- L'art-thérapeute s'appuie sur un double savoir-faire :

    - Il doit être un **artiste** qui continue de produire pour garder un contact avec l'**imaginaire** ainsi que les **pouvoirs expressifs** et les **effets relationnels**[74] de l'**art**.

    - Il doit être un thérapeute qui **maîtrise** les **outils** et les **méthodes** acquis pendant sa formation, sur le modèle enseigné par l'AFRATAPEM.

- L'action thérapeutique de l'art-thérapeute est tendue vers la **partie saine** du sujet (sujet en tant qu'**homme sensible**).

3.3 *Les objectifs :*

- Les objectifs généraux ont visé :

    - La **réorganisation** du **temps** et de l'**espace** (au moyen des caractéristiques du temps et de l'ordre musical).

    - **L'expression** d'**émotions** (le plaisir par exemple).

    - La restauration de la **communication.**

    - Le rétablissement de **relations** avec l'entourage (famille, amis, soignants, autres patients).

- Les objectifs intermédiaires tendent vers :

    - La **réduction** des **séquelles** lésionnelles (par la réparation dépendant des mécanismes de la restauration cérébrale).

    - Le réinvestissement du patient dans une **dynamique thérapeutique pluridisciplinaire.**

    - La **revalorisation** pour que le patient reprenne **confiance** en lui.

    - Une **production** qui favorise les **preuves de l'existence** et que le patient recouvre un **sentiment de soi.**

---

[74] Concernant les « implications relationnelles », voir en Annexe 4, l'exemple proposé par Richard FORESTIER dans son livre *Tout savoir sur l'art-thérapie* ; Editions Favre, Chatenois-les-forges–2000 p. 138.

3.4 *La méthodologie* :

a) L'atelier :

L'atelier est un **lieu accueillant** : **l'espace** et **l'esthétique** de l'atelier contribuent à **sensibiliser** et à **engager** les patients dans la **pratique artistique**.

L'art-thérapeute a vérifié que le **matériel** et les **instruments de musique** sont **accessibles** aux patients.

b) Le cadre :

Le **cadre** a été bien **défini** avant la prise en charge ; nous avons vérifié une cohérence, une bonne information et une constance dans :

-   Les horaires de l'atelier ;

-   La permanence hebdomadaire des séances ;

-   La gestion de la place d'un tiers (co-thérapeute ou parent) ;

-   La préparation systématique du lieu, avant chaque prise en charge.

c) La technique utilisée :

L'art-thérapeute a utilisé son savoir-faire d'artiste pour proposer une importante diversité de **techniques**, d'**exercices** ou de **jeux** pour que le patient accède le plus souvent possible au phénomène artistique.

Les **instruments** utilisés sont nombreux et variés :

-   Petits instruments de percussion : maracas, tambourins, claves, castagnettes, clochettes et grelots, wood-block, agogos (petites cloches en métal), timbales, xylophone, triangle, cymbales...

-   Grandes percussions : djembés, congas...

-   Synthétiseur.

Les instruments de percussion ont favorisé la dynamique gestuelle (motricité, latéralisation).

La pratique du **chant** a permis de développer les fonctions bucco-faciales et le souffle.

3.5 *L'évaluation :*

C'est l'**évaluation** qui distingue le mieux le **métier d'art-thérapeute** de celui d'animateur d'atelier d'art. Elle est construite à partir de critères d'élaboration et d'analyse explicites et rigoureux, basée sur la mise en place d'**objectifs thérapeutiques** précis.

a) L'observation :

La fiche d'observation établie sous forme d'items et de faisceaux d'items a permis de constituer une évaluation claire, fondée sur :

- les principes du phénomène artistique : **intention – action – production,**

- le passage d'une **expression archaïque** à une **activité** plus **élaborée** (une « action volontaire orientée vers l'esthétique »[75] au travers d'une phase d'**intentionnalité**).

b) La synthèse et les bilans :

Une synthèse comprenant des courbes d'évaluation (ou histogrammes) et bilan de quelques lignes est destinée au dossier médical.

Cet outil doit permettre une lisibilité transdisciplinaire de l'évolution du patient.

La synthèse doit servir de support aux échanges entre les différentes spécialités médicales. L'étude de cas de Mlle G., proposée au Centre Hospitalier de Blois, a donné l'accès à un échange avec les kinésithérapeutes, les ergothérapeutes, l'orthophoniste et le personnel infirmier.

Le comportement de Mlle G. s'est amélioré avec une partie du personnel, elle a pu s'alimenter de nouveau par la bouche, a réussi à gérer plus efficacement son souffle, la déglutition et le réflexe de toux. Mlle G. montre du plaisir pendant les séances et commence à ouvrir son espace de communication ; elle entre maintenant en relation avec les autres patients lors des séances de groupe.

---

[75] FORESTIER Richard *Tout savoir sur l'art-thérapie* ; Editions Favre, Chatenois-les-forges–2000 p. 55.

4- Le bilan de la discussion :

L'utilisation du pouvoir affectif de la musique, dans la créativité et l'improvisation libre (Annie Boyer-Labrouche, J. Verdeau-Pailles et J.M. Guiraud-Caladou) et la capacité d'élaboration du sentiment d'exister par l'expression dans l'action (l'approche phénoménologique du docteur CL. Meyer et du psychologue F. Eckert.) ont bien des fondements théoriques similaires, et des techniques d'action dans le domaine de l'humain, en tant qu'être sensible.

L'activité (artistique pour les uns, en tant qu'elle fournit des liens de familiarité pour les autres) est l'outil privilégié dont ils tirent parti pour trouver quelques réponses aux souffrances des personnes traumatisées crâniennes graves.

Les ateliers de musicothérapie fondent leur pratique sur la mobilisation émotionnelle, relayée par la gestion de la relation psychothérapeutique. On trouve des liens avec le modèle de l'AFRATAPEM au niveau de :

- La double nécessité du **savoir-faire** de l'art-thérapeute (art et thérapie),

- La mise en place d'un **cadre** et d'**objectifs thérapeutiques**,

- La réalisation d'une **évaluation** précise, basée sur une **observation** fine,

- **L'exploitation** du **potentiel artistique** et esthétique (goût pour l'art, développement de l'intention de produire une œuvre, accompagnement dans la réalisation de la production).

L'approche existentielle présentée par les médecins et psychologues de l'hôpital de Strasbourg met en jeu des principes corrélés à ceux de la pratique en art-thérapie sur le modèle de l'école de Tours ; on peut rapprocher :

- La recherche de signes (les liens de familiarité) et l'analyse d'items en art-thérapie concernant ces mêmes liens (conscience d'exister, conscience de soi, confiance en soi, estime de soi), toutes deux destinées à restaurer la conscience du sujet malade,

- La nécessité d'une action mue par le désir (C.L. Meyer et F. Eckert) et le passage d'une activité archaïque à la réalisation d'une action volontaire dirigée (modélisation de l'AFRATAPEM).

CONCLUSION :

Ce mémoire s'est attaché à montrer les souffrances liées au traumatisme crânien grave, et ce que les secteurs de la santé mettent en place pour accueillir et soigner des patients, dont nous présumons qu'ils ne guériront pas d'une grande partie de leurs déficiences.

Le système de soin est, en effet, en mesure de prendre en charge ces patients, depuis le ramassage (par les équipes du SAMU ou du SMUR[76]), jusqu'à l'insertion en centre spécialisé.

Ainsi, des personnes gravement cérébro-lésées, peuvent aujourd'hui être réanimées, sorties du coma et engagées dans des programmes élaborés de rééducation fonctionnelle.

Pourtant, il reste à développer la perception des manifestations les plus fines de la conscience endommagée, lorsque celle-ci cherche son image en l'Autre, pour s'y découvrir une seconde fois.

Le pouvoir d'améliorer le bien-être, sans jamais avoir la possibilité de guérir, semble engendrer à long terme les nombreux témoignages d' « épuisement », de « démotivation », d' « usure » (phénomène naturel et explicable pour qui travaille avec l'Humain); il est indispensable que de nouvelles attitudes thérapeutiques élargissent le champ de l'expression et de la communication, entre les patients, la famille et les acteurs hospitaliers.

Les actions en art-thérapie fournissent une des multiples réponses, en parallèle des ateliers d'expression artistique et des prises en charge psychothérapeutiques.

L'expérience menée au centre hospitalier de Blois, dans le service de Médecine Physique et de Réadaptation, permet de vérifier l'hypothèse émise, à savoir que : étant constaté que les patients traumatisés crâniens graves souffrent de troubles profonds de la communication et de la relation, et que, par ailleurs, l'art-thérapie est un moyen privilégié d'expression, nous témoignons qu'en exploitant le potentiel artistique des personnes traumatisées crâniennes graves, une amélioration de la communication et de la relation se manifeste.

L'art-thérapie facilite également l'engagement des patients cérébro-lésés dans le déroulement harmonieux du processus existentiel.

---

[76] SAMU : Service d'Aide Médicale Urgente ; il reçoit les appels et coordonne les secours pour les cas graves et urgents. SMUR : Service Mobile d'Urgence et de Réanimation : ambulance médicalisée qui assure les premiers soins et transporte le malade dans un service hospitalier approprié.

Dès lors, l'évolution des patients a contribué à l'amélioration du regard de l'entourage (famille, soignants), produisant une sorte de « lien de consolidation » : la confiance accordée au patient et à son évolution renforce les mécanismes d'identification, qui peuvent se transformer alors en confiance en soi, puis en conscience de soi. Ainsi, plus l'entourage confirme les opérations réussies entre l'expérience sensitive et les représentations qui s'y rattachent, plus le patient se reconnaît, dans une réalité conscientisée.

Les comportements des conducteurs automobiles (rappelons que 60 % des cas de traumatismes crâniens sont dus à des accidents de la voie publique) et la prévention qui s'y rattache ont encore besoin d'être améliorés.

Bien qu'il soit difficile d'être confronté au déficit d'économies politique, humaine et sociale adaptées, il faut attester que le stage au centre hospitalier de Blois a été une expérience enrichissante.

L'amélioration de la qualité de vie et des possibilités d'autonomie des patients traumatisés crâniens graves dépend aussi de l'appréhension que nous avons du concept d'existence. « *C'est bien le même être qui, tout au long de son existence, a la capacité de remémoration, d'attention et d'anticipation, et qui peut reprendre sa vie dans un acte d'auto-réflexion ; il fait cela sous son propre regard, et surtout sous celui d'autrui et celui d'une communauté historique. Ainsi, le sens d'une existence exige-t-il une activité vraiment cognitive ; on ne parlera de sens que si les sentiments, les désirs, les souvenirs, les perceptions, les volitions et les projets sont assumés, repris et réunis par un acte de jugement.* »[77]

Dans ce mémoire, l'art-thérapie a tenté de redonner au patient, de la biographie à ce qui n'était qu'une anamnèse.

Au-delà des constats d'amélioration, il reste à l'art-thérapie de poursuivre ses recherches, dans le sens d'une maîtrise approfondie des outils d'exploitation, des démarches philosophiques et épistémologiques, dans une visée thérapeutique et humanitaire.

---

[77] CLAIR André dans *Sens de l'existence* ; Editions ARMAND COLIN, Lassay-les-châteaux – 2002, p. 241.

BIBLIOGRAPHIE

OUVRAGES :

ABIRACHED ; ALAIN ; ARISTOTE…	*L'Art et l'imaginaire ; T.2 : Philosophie et esthétique*	Editions BELIN Saint-Germain-du-Puy – 1998
ANZIEU Didier	*Le Moi-peau*	Editions DUNOD France – 1985
BERTHOZ Alain	*Le sens du mouvement*	Editions ODILE JACOB France – 1997
BEYON Laurent, CARLI Pierre, RIOU Bruno	*Traumatismes graves*	Editions ARNETTE Courtry – 2001
BOISACQ-SCHEPENS N. & CROMMELINCK M.	*Neuro-psycho- physiologie ; Vol 1 : Fonctions sensori- motrices ; Vol 2 : Comportement*	Editions MASSON Paris – 1999
BOYER – LABROUCHE Annie	*Renaître après l'accident ; la rééducation psychothérapique des traumatisés crâniens*	Editions DUNOD Paris – 1996
BOYER – LABROUCHE Annie	*Manuel d'art-thérapie*	Editions DUNOD Liège – 2002
CAILLON M. (sous la direction de)	*Biologie de l'homme dans son environnement ; préparation aux professions paramédicales*	Editions HACHETTE Italie – 1997
CANOUÏ Pierre, CLOUP Michel, GUILLIBERT Edmond (coordonnateurs)	*Quelle qualité de vie après la réanimation ? ; de l'évaluation à l'éthique*	Editions DION Lassay-les-Châteaux – 1997
CAPDEVILLE Jean-Paul, CHARNIER François, CHEVROLLIER Jean-Pierre, FORESTIER Richard, LAROCHE-GASARABWE Edouard, LE FOURN Jean-Yves, SAINDELLE Anatole, TELLIER Christine, THOUVENOT François, THOUVENOT Joseph.	*Les bases de l'enseignement en art-thérapie*	Editions Publications de l'Université de Tours Tours – 1990
CAUNE Jean	*Esthétique de la communication ; Que sais-je ?*	Editions PUF France – 1997
CHALUMEAU Jean-Luc	*Les théories de l'art ; Philosophie, critique et histoire de l'art de Platon à nos jours*	Editions VUIBERT France – 2002

CHANGEUX Jean-Pierre	*L'Homme de vérité*	Editions ODILE JACOB France – 2002
CHARTIER Jean-Pierre	*Les adolescents difficiles*	Editions DUNOD France – 1999
CICCONE Albert	*L'observation clinique*	Editions DUNOD Baume-les-Dames – 1998
CLAIR André	*Sens de l'existence*	Editions ARMAND COLIN Lassay-les-châteaux – 2002
CLEMENT Elizabeth, DEMONQUE Chantal, HANSEN-LOVE Laurence, KAHN Pierre	*La philosophie de A à Z ; Les auteurs, les notions, les concepts clés, les personnages symboliques, les textes de référence.*	Editions HATIER Evreux – 1997
COHADON François, CASTEL Jean-Pierre, RICHER Edwige, MAZAUX Jean-Michel, LOISEAU H.	*Les traumatisés crâniens, de l'accident à la réinsertion*	Editions ARNETTE 2ᵉ édition Courtry – 2002
CYRULNIK Boris	*Sous le signe du lien*	Editions HACHETTE Paris – 1998
DAMASIO R. Antonio	*Le sentiment même de soi ; corps, émotions, conscience*	Editions ODILE JACOB La Flèche – 2002
DEGOS Laurent	*Promenades à l'intérieur de la cellule*	Editions LE POMMIER France – 1999
DENORMANDIE Philippe (sous la direction de), DE WILDE Dominique	*Mieux connaître les besoins de la personne handicapée*	Editions LAMARRE Lassay-les-Châteaux – 2001
DESPRETS Vinciane	*Ces émotions qui nous fabriquent ; ethnopsychologie des émotions*	Editions LE SEUIL Paris – 2001
DJIAN Marie-Christine	*Douleurs chroniques et maladies neurologiques centrales*	Editions de l'Ecole de Médecine France – 2002
DUCARD Dominique	*La voix et le miroir ; une étude sémiologique de l'imaginaire et de la formation de la parole*	Editions L'HARMATTAN Condé-sur-Noireau – 2002
DUCOURNEAU Gérard	*Eléments de musicothérapie*	Editions DUNOD France – 2002
DUROZOI G., ROUSSEL A.	*Dictionnaire de philosophie*	Editions NATHAN Baume-les-Dames – 2002

FERRY Luc, VINCENT Jean-Didier	*Qu'est-ce que l'homme ? ; sur les fondamentaux de la biologie et de la philosophie*	Editions ODILE JACOB Mayenne – 2000
FORESTIER Richard	*Tout savoir sur l'art-thérapie*	Editions FAVRE Châtenois-les-forges – 2000
FREUD Sigmund	*Introduction à la psychanalyse*	Editions PAYOT France – 1965
GAUTRON Jacques (présidence), ROLLAND Jean-Claude (sous-présidence)	*L'atelier d'art-thérapie ; indication, évaluation, méthode et technique artistique ; congrès d'Art-thérapie, Faculté de Médecine de Tours – 1999*	Publications de l'Université de Tours, AFRATAPEM Tours – 2001
GIL R.	*Neuropsychologie*	Editions MASSON 2e édition Liège – 2002
GUYTON Arthur C.	*Neurosciences ; Neuroanatomie et Neurophysiologie*	Editions PICCIN Italie – 1996
HABIB Michel	*Bases neurologiques des comportements*	Editions MASSON Paris – 1998
HAMBURGER Jean	*La raison et la passion ; réflexion sur les limites de la connaissance*	Editions SEUIL Saint-Amand – 1984
HANUS Michel	*Psychiatrie de l'étudiant*	Editions MALOINE 9e édition France – 1998
HEUILLET-MARTIN Geneviève, GARSON-BAVARD Hélène, LEGRE Anne	*Une voix pour tous ; tome 1 : la voix normale et comment l'optimiser*	Editions SOLAL 2e édition Levens – 1997
HUISMAN Denis	*L'esthétique ; que sais-je ?*	Editions PUF Vendôme – 1998
HUSSERL Edmund	*Recherches Logiques*	Editions PUF 1900-1901 Paris – 1993, 1994
IANDOLO Constantino	*Guide pratique de la communication avec le patient ; techniques, art et erreurs de la communication*	Editions MASSON Liège – 2002
JOLY Jean, BOUJARD Daniel	*Biologie pour psychologues ; cours et exercices*	Editions DUNOD 2e édition Paris – 2001

KANDINSKY	*Du spirituel dans l'art et dans la peinture en particulier*	Editions FOLIO Saint-Amand – 1996
KAUFMANN Pierre	*Psychanalyse et théorie de la culture*	Editions DENOËL France – 1985
LE GARNIER, DELAMARE	*Dictionnaire des termes de médecine*	Editions MALOINE 25ᵉ édition Tours – 1999
LIEURY Alain	*Psychologie générale ; cours et exercices*	Editions DUNOD Paris – 2000
MAGNE Daniel	*Guide pratique du piano*	Editions Francis VAN de VELDE Tours – 1982
MARC Edmond	*Guide pratique des psychothérapies ; démarches, techniques, fondateurs, annuaire*	Editions RETZ Belgique – 2000
MARC Edmond, PICARD Dominique	*Relations et communications interpersonnelles*	Editions DUNOD Baume-les-Dames – 2000
MERLEAU-PONTY Maurice	*Phénoménologie de la perception*	Editions GALLIMARD Paris – 1945
MERLEAU-PONTY Maurice	*La structure du comportement*	Editions QUADRIGE / PUF Lonrai – 2001
MICHAUD Yves (sous la direction de)	*Qu'est-ce que l'humain ? ; Université de tous les savoirs*	Editions ODILE JACOB France – 2000
MICHAUD Yves (sous la direction de)	*Qu'est-ce que la culture ? vol. 6 Université de tous les savoirs*	Editions ODILE JACOB France – 2000
MICHAUD Yves (sous la direction de)	*Qu'est-ce que la vie ? vol. 1 Université de tous les savoirs*	Editions ODILE JACOB France – 2000
MICHAUD Yves (sous la direction de)	*Qu'est-ce que la vie psychique ? Université de tous les savoirs*	Editions ODILE JACOB France – 2000
PIAGET Jean	*La construction du réel chez l'enfant*	Editions DELACHAUX et NIESTLE Chatenois-les-forges – 1998
PIRLOT Gérard	*Violences et souffrances à l'adolescence ; psychopathologie, psychanalyse et anthropologie culturelle.*	Editions L'HARMATTAN Condé-sur-Noireau – 2001
RODRIGUEZ Jean (Dr), TROLL Geoffroy	*L'art-thérapie, pratiques, techniques et concepts*	Editions ELLEBORE Paris – 2001

ROSEN Charles	*Plaisir de jouer, plaisir de penser*	Editions ESHEL Suisse – 1993
SACKS Olivier	*L'homme qui prenait sa femme pour un chapeau*	Editions du SEUIL La Flèche – 1992
SERRES Michel	*Les cinq sens*	Editions GRASSET France – 1985
SHERRINGHAM Marc	*Introduction à la philosophie esthétique*	Editions PAYOT France – 1997
SIGMAN Marian, CAPPS Lisa	*L'enfant autiste et son développement*	Editions RETZ Paris – 2001
SKROTZKY Nicolas	*Science et communication ; l'homme multidimensionnel*	Editions BELFOND / SCIENCES France – 1989
TOMATIS Alfred (Dr)	*L'oreille et la voix*	Editions ROBERT LAFFONT Paris – 1987
VERNANT Jean-Pierre	*Les origines de la pensée grecque*	Editions QUADRIGE / PUF Paris – 1997
VINCENT Didier	*Biologie des passions*	Editions POINTS La Flèche – 1988
WATZLAWICK P., HELMICK J., JACKSON Don D.	*Une logique de la communication*	Editions POINTS Paris – 1979
WATZLAWICK P., WEAKLAND J., FISCH R.	*Changements ; paradoxes et psychothérapie*	Editions du SEUIL Evreux – 1981
WINNICOT D.W.	*Jeu et réalité*	Editions FOLIO Mesnil-sur-l'Estrée – 2002
ZITTOUN Robert ; DUPONT Bernard-Marie (coordonnateurs)	*Penser la médecine ; essais philosophiques*	Editions ELLIPSES Lonrai – 2002

THESE :

FORESTIER Richard : *La théorie platonicienne de l'art comme fondement d'une théorie de l'art opératoire* ; thèse de Doctorat, discipline Philosophie ; Université de Tours, U.F.R. de Sciences Humaines ; 1999.

REVUES :

La Recherche	*La naissance de l'art.*	N° 4 Novembre 2002 Editions Tondeur Diffusion
La Recherche	*Neurones à volonté.*	N° 329 Mars 2000 Editions Tondeur Diffusion
La Recherche	*La mémoire et l'oubli ;* *Comment naissent et s'effacent les souvenirs.*	Hors-série n° 344 Juillet-Août 2001 Editions Tondeur Diffusion
Magazine Littéraire	*La phénoménologie ;* *une philosophie pour notre monde.*	N° 403 Novembre 2001 Editions Magazine Littéraire
Pour la Science	*Spécial Cerveau ;* *Des fenêtres sur la conscience.*	N° 302 Décembre 2002 Editions Pour la Science ; édition française de Scientific American
Pour la Science	*La mémoire ;* *Le jardin de la pensée.*	Hors-série n° 31 Avril-Juillet 2001 Editions Sciences Humaines
Sciences Humaines	*L'art ;* *La valeur de l'art, l'art et ses publics, regards sur l'histoire, lieux et pratiques.*	Hors-série n° 37 Juin-juillet-août 2002 Editions Sciences Humaines
Sciences Humaines	*Les sciences de la cognition ;* *Esprit, cerveau, corps, société.*	Hors-série n° 35 Décembre 2001-Janvier-Février 2002 Editions Sciences Humaines
Sciences Humaines	*Les représentations mentales.*	N° 128 Juin 2002 Editions Sciences Humaines
Sciences Humaines	*L'abécédaire des sciences humaines.*	Hors-série n° 38 Septembre-Octobre-Novembre 2002 Editions Sciences Humaines
Sciences Humaines	*De la reconnaissance à l'estime de soi*	N° 131 Octobre 2002 Editions Sciences Humaines
Sciences Humaines	*Histoire et philosophie des sciences*	Hors-série N° 31 Décembre 2000-Janvier-Février 2001 Editions Sciences Humaines

MEMOIRES :

ALMERAS-PILLARD Carine
Mémoire soutenu en 1998 AFRATAPEM Université de Tours UFR de Médecine
La musique et les arts-plastiques auprès de déficients intellectuels favorisent leur épanouissement

BOIVIN Kevin
Mémoire soutenu en 2001   AFRATAPEM Université de Tours UFR de Médecine
Une expérience d'art-thérapie à dominante musicale en foyer d'hébergement

MARPAULT Laurence
Mémoire soutenu en 2002   AFRATAPEM Université de Tours UFR de Médecine (310 b)
Art-thérapie à dominante arts-plastiques auprès de personnes souffrant d'une perte d'autonomie due à un handicap moteur acquis

SCAON Karine
Mémoire soutenu en 2002   AFRATAPEM Université de Tours UFR de Médecine (309 b)
L'art-thérapie à dominante musicale favorise la construction ou l'amélioration de l' « estime de soi » chez les personnes handicapées mentales

ANNEXES

Annexe 1 : Echelles de Glasgow et de Glasgow-Liège

Echelle de Glasgow GCS	**Ouverture des yeux**	
	- spontanée	4
	- à l'appel ou au bruit	3
	- à la douleur	2
	- aucune	1
	Meilleure réponse motrice	
	- volontaire, sur commande	6
	- adaptée, localisatrice	5
	- retrait, évitement	4
	- flexion stéréotypée (abnormal flexion)	3
	- extension stéréotypée	2
	- aucune	1
	Réponse verbale	
	- claire, orientée	5
	- confuse	4
	- incohérente	3
	- incompréhensible	2
	- aucune	1
Echelle de Glasgow-Liège GLS	**Réflexes du tronc cérébral**	
	- fronto-orbiculaire	5
	- oculo-céphalique vertical	4
	- photomoteur	3
	- oculo-céphalique horizontal	2
	- oculo-cardiaque	1

Annexe 2 : Troubles du langage, de la parole, de la voix :

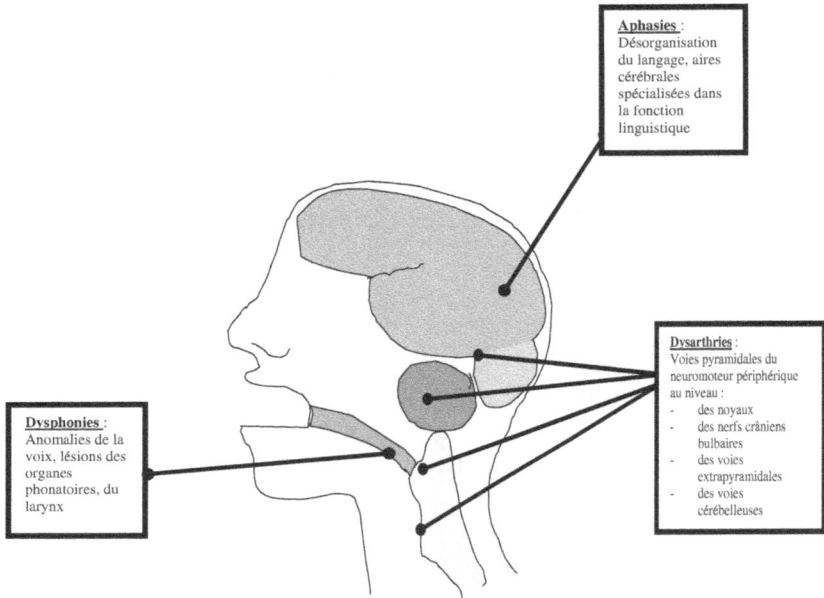

<u>Annexe 3</u> : Fiche d'observation de l'**AFRATAPEM**

Généralités

- *Identification* du patient ;
- *Repérage* des séances (fréquence, lieux, etc...)
- *Raison* de la prise en charge (date de la synthèse ou du fait de décision de la prise en charge) ;
- *Présentation* du patient (anamnèse, capacités physiques, intellectuelles, affectives, culture artistique, goût pour l'art, comportement général, temps de concentration, appareillage...)
- *Intention sanitaire* du patient ;
- *Intention artistique* du patient ;
- Nature et éléments de l'*auto-évaluation* du patient :
  - sanitaire,
  - esthétique ;
- *Présentation art-thérapeute* (objectifs généraux, intermédiaires si possible, bilans médicaux, etc...)
- *Présentation artistique* (technique dominante, phénomènes associés, Art I ou Art II, actif ou contemplatif, capacité esthétique, méthode envisagée) ;
- *Mesure des items* de base et justification du choix des items et des unités de mesure pour les items interprétés ou ressentis.

Phénomène artistique

- *Impression*
  Capacités et possibilités sensorielles du patient (on pourra se référer aux bilans médicaux spécialisés).
- *Intention*
  a) Orientation, désir et volonté d'une recherche esthétique ;
  b) Nature de l'expression (verbale ou non, directe ou non, confuse, existante mais non compréhensible).
- *Action*
  Mise en œuvre de moyens, méthodes et technicité d'une activité tendue vers un but esthétique. Faculté d'adaptation, de recherches et d'invention dans les moyens.
- *Production*
  a) Généralités : ce qui concerne l'ensemble des productions artistiques ;
  b) Nature : visuelle (ex : arts-plastiques, écriture, architecture, arts floral et naturel, costume, art de la présentation), auditive (ex : musique instrumentale ou musique vocale), cénesthésique et cinétique (ex : théâtre, danse, chorée, arts adaptés du cirque).
- *Capacités esthétiques*
  Expression du goût, plaisir et émotion esthétique, faculté critique, cohérence du bon, du bien et du beau.
- *Dynamique entre Art I et Art II*
  Faculté d'aller puiser une énergie et une jouissance au plus profond de soi, tout en essayant de réaliser une production maîtrisée à tous points de vue.

Capacités relationnelles

- *Expression*
  Le passage de l'activité instinctive à l'activité volontaire dirigée.
- *Communication*
  Le rapport à l'autre dans le souhait de transmettre une information.
- *Relation*
  Le principe d'unification avec l'autre (annexe V-A).
- *Implication relationnelle*
  Le comportement général dans la relation, la méthode (ou implication de l'art-thérapeute), la dynamique (ou implication du patient) (annexe V-B).
- *Cohérence* entre les éléments de la relation.

Bilan de la séance

- Description et enchaînement des séquences, des moments ;
- Vue et appréciation d'ensemble de la séance ;
- Limites atteintes ;
- Modifications ou faits surprenants apparus pendant la séance ;
- Apparition d'items pratiques : nature, condition et raisons de l'intérêt pour ces items ;
- Importance du verbal ;
- Divers (temps qu'il fait, activité, etc...tout ce qui peut influer sur le patient).

Analyse de la séance

- *Objectifs intermédiaires*
  Les passages obligés pour atteindre l'objectif général.
- *Sites d'action*
  Nature, état, localisation et description de la situation difficile
- *Niveau d'organisation*
  Niveaux atteints, dénomination et nature.
- *Cibles*
  Détermination des moyens mis en œuvre pour les atteindre.
- *Items* théoriques et pratiques : suivi des mesures (grille).
- *Qualité des moyens* mis en œuvre.
- *Analyse* du maintien ou du changement de la dominante et ses rapports avec les phénomènes associés.
- *Erreurs* (nature, cause, importance, effets produits).

La fiche de clôture

A l'inverse de la fiche d'ouverture qui permet d'aller du général au particulier, cette fiche permet d'aller du particulier au général. Elle comprendra une synthèse et un bilan général de la prise en charge.

Synthèse

Il s'agit de rapprocher l'ensemble de mesures d'items, de les comparer, les analyser, donc de les évaluer. Ensuite, apprécier l'impact de ces évaluations sur l'objectif général, afin d'apprécier l'évolution du patient dans sa vie quotidienne.

Bilan

Il mentionnera particulièrement :
- Les objectifs généraux et leur intérêt ;
- Les conclusions des évaluations et leurs rapports avec les objectifs ;
- La description générale des séances d'art-thérapie ;
- Les situations ou faits remarquables ;
- Le suivi de la prise en charge ;
- Les modifications apportées dans la vie quotidienne du patient ;
- Si le bilan a été confirmé ou infirmé par d'autres personnes que l'art-thérapeute (à l'occasion de synthèses des équipes, d'entretiens avec les familles, etc...).

Annexe 4 : L'implication relationnelle selon le modèle de l'AFRATAPEM [78] (*Annexe V – B*)

Implications relationnelles :

A. Mode relationnel : c'est la manière d'être, ex. : agressif, amical, enjoué.

B. Fonction relationnelle : c'est le rôle attribué à la relation, ex. : défense, culpabilisation, justification.

C. Méthode : ce sont les modes d'articulations entre les éléments constituant les séquences proposées par l'art-thérapeute. On peut les résumer comme suit :

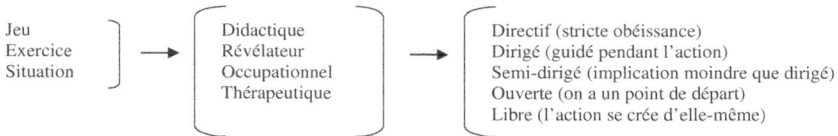

Jeu		Didactique		Directif (stricte obéissance)
Exercice	→	Révélateur	→	Dirigé (guidé pendant l'action)
Situation		Occupationnel		Semi-dirigé (implication moindre que dirigé)
		Thérapeutique		Ouverte (on a un point de départ)
				Libre (l'action se crée d'elle-même)

D. Dynamique : nature et qualité de l'implication du patient – la dynamique peut s'imposer à la méthode.

---

[78] FORESTIER Richard *Tout savoir sur l'art-thérapie* ; Editions Favre, Chatenois-les-forges–2000 p. 138.

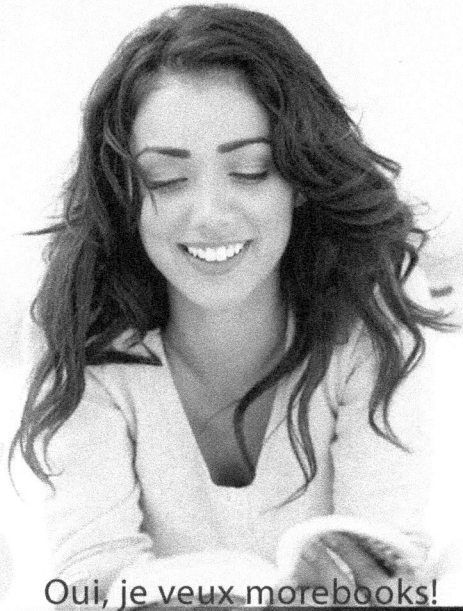

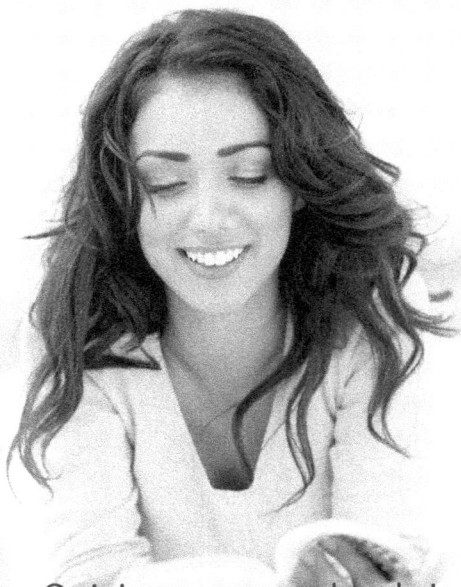

www.ingramcontent.com/pod-product-compliance
Lightning Source LLC
Chambersburg PA
CBHW021109210326
41598CB00017B/1389